PSICOONCOLOGÍA

Ayuda Psicológica para pacientes con Cáncer

Dr. Juan Moisés de la Serna

www.juanmoisesdelaserna.es

Copyright © 2018 Juan Moisés de la Serna

PRÓLOGO

En este libro se aborda la problemática de la enfermedad del cáncer desde un punto de vista psicológico, cuya rama de estudio se concreta en la PsicoOncología.

Para lo cual se ofrecen las últimas investigaciones relacionadas con esta área, de forma que el paciente y sus familiares puedan conocer lo último que se ha descubierto en relación con los aspectos psicológicos tanto de la aparición, mantenimiento y tratamiento del cáncer.

Un libro de consulta que puede ayudar a poner en perspectiva una enfermedad que se ha convertido en una de las más habituales de la actualidad.

ÍNDICE

CAPÍTULO 1. LA TASA DE REGENERACIÓN CELULAR..7

CAPÍTULO 2. FACTORES DESENCADENANTES DEL CÁNCER..........23

CAPÍTULO 3. RELACIÓN DEL CÁNCER CON EL ESTRÉS...35

CAPÍTULO 4. EL CÁNCER Y SU RELACIÓN CON LA PSICOLOGÍA.............................43

CAPÍTULO 5. LA LABOR DEL PSICOONCÓLOGO.................................51

Dr. Juan Moisés de la Serna

Dedicado a mis padres

AGRADECIMIENTOS

Aprovechar desde aquí para agradecer a todas las personas que han colaborado con sus aportaciones en la realización de este texto, especialmente a D. Ricardo López, investigador sobre el cáncer en Inmunostep, quien ofrece una panorámica general de los avances que se han realizado en los últimos años tanto en la detección como en el tratamiento del cáncer; a Dª Adriana Terrádez, Business Development en BioSequence, quien comenta sobre el papel de lo genético en la salud; y a Dª Isabel Crespo Peña, Director técnico, Psicologo Clinico-Sanitario y PsicoOncólogo en OMEGA PSICOLOGIA quien nos habla sobre la labor del PsicoOncólogo.

AVISO LEGAL

No se permite la reproducción total o parcial de este libro, ni su incorporación a un sistema informático, ni su transmisión en cualquier forma o por cualquier medio, sea éste electrónico, mecánico, por fotocopia, por grabación u otros medios, sin el permiso previo y por escrito del editor. La infracción de los derechos mencionados puede ser constitutiva de delito contra la propiedad intelectual (Art. 270 y siguientes del Código Penal).

Diríjase a CEDRO (Centro Español de Derechos Reprográficos) si necesita fotocopiar o escanear algún fragmento de esta obra. Puede contactar con CEDRO a través de la web www.conlicencia.com o por el teléfono en el 91 702 19 70 / 93 272 04 47.

"PsicoOncología: Ayuda Psicológica para pacientes con Cáncer"

Written By Juan Moises de la Serna

Copyright © 2018 Juan Moises de la Serna

All rights reserved

Depósito Legal: COI-157-2015

CAPÍTULO 1. LA TASA DE REGENERACIÓN CELULAR

Como seres vivos, la naturaleza tiene una gran influencia en cada individuo, debido principalmente a sus ciclos, estos van desde los más cortos hasta los más largos, desde el circadiano (24 horas), el lunar (29 días), el estacional (4 estaciones) hasta el anual (365 días).

Cada uno de estos tiene su incidencia en el organismo, sobre todo en el sistema endocrino, responsable de la segregación de las hormonas, que afectan directamente al estado de ánimo y están implicadas entre otras en funciones tan importantes como el crecimiento, todo lo cual va a repercutir en el humor y estado de concentración, que afectará a su vez al rendimiento intelectual y las relaciones sociales.

Quizás uno de los fenómenos menos evidentes que se producen cíclicamente en el organismo y sin el cual no se podría sobrevivir es el de la regeneración celular, que consiste en la creación de nuevas células que van sustituyendo a las antiguas, es decir, el cuerpo va autoreparándose con la generación de nuevas células que reemplazan a las anteriores que ya han acabado su ciclo de vida.

Éste proceso que se puede observar en todos los seres vivos de la naturaleza, se repite ininterrumpidamente desde el nacimiento hasta el final de la vida, aunque su velocidad de regeneración irá siendo cada vez más lenta a medida que se envejece.

Las nuevas células se van a producir tanto en tejidos externos, pelo, uñas, piel; como internos, mucosas, músculos, huesos y sangre; produciéndose una renovación de todas las células del organismo aproximadamente cada 7 o 10 años.

Cada tipo de célula se va a regenerar a una velocidad diferente, realizándose más rápidamente en los tejidos externos frente a los internos. Así la epidermis, la capa más superficial de la piel, se renueva cada 30 días; mientras que las células rojas de la sangre cada 120 días y las del hígado cada 300 a 500 días.

Hasta hace relativamente poco se creía que en el cuerpo únicamente había dos tipos de células que no se regeneraban en el organismo, las neuronas del cerebro y las células cardíacas del corazón.

Hace poco se ha descubierto que ambas se regeneran, pero a una velocidad muy inferior al resto, lo que abre nuevas vías de investigación para poder aplicar en la recuperación de pacientes que han sufrido un infarto de miocardio, en el caso del corazón; o con lesiones cerebrales o enfermedades neurodegenerativas como el Alzheimer, en el caso del cerebro.

Pero todavía queda mucho para ello, pues aún se ha de superar una pequeña pero importante traba, lo limitado de los telómeros, los cuales son los extremos de los cromosomas; que parecen marcar el destino desde el mismo momento del nacimiento, tal y como lo señala un estudio realizado por la Escuela de Ciencias Biológicas, Universidad del Este Anglia (Inglaterra), cuyos resultados han sido publicados en la revista científica Molecular Ecology.

Los autores del estudio han demostrado cómo la longitud de los telómeros está relacionada con la esperanza de vida de la persona; así un telómero más corto se relaciona con un mayor riesgo de muerte prematura.

Esta longitud del telómero viene determinado desde el momento del nacimiento por lo que se puede llegar a afirmar que se está programado para morir.

Algo similar a lo que les sucede a los aparatos eléctricos, que de fábrica vienen pre-programados para durar un determinado tiempo, después del cual dicho programa interno provoca el mal funcionamiento de alguno de sus componentes y al final, que el aparato deje de funcionar por completo.

Esto es conocido como muerte tecnológica programada u obsolescencia programada, una práctica extendida, cuyo único objetivo es el de obligar a la persona que estaba disfrutando de ese aparato con fecha de caducidad, ya sea un vehículo o un electrodoméstico, a que se compren uno nuevo.

Siguiendo esta analogía, se puede afirmar que el cuerpo tiene la capacidad de vivir muchos más años de lo que lo hace. Esto es precisamente por lo que algunos autores han defendido que la naturaleza fija la fecha de caducidad desde el momento del nacimiento, y que, si se alargase dicho proceso, podría continuar hasta los 150 años.

Los motivos, o la causa de esa "muerte prematura programada", todavía son un misterio, una posible explicación puede ser, que la naturaleza quiere preservar un equilibrio entre las especies, fijándoles así un fin que les haga sostenibles.

Guerras, epidemias, u otras catástrofes sesgan las vidas de personas a diario, pero estas no cumplirían el "plan" que podría haberles llevado a vivir 20 o 40 años más.

Pero si se habla de regeneración celular, hay que resaltar uno de los fenómenos más llamativos en la naturaleza para los neurólogos, es lo que se considera como muerte neuronal programada denominado apoptosis, un fenómeno de selección natural por el cual se pasa de tener cien mil neuronas a sólo unas miles.

Un mecanismo por el que se eliminan todas aquellas neuronas que en su momento no consiguieron un contacto, es decir establecer conexiones con otras para formar parte de la gran red que es el cerebro, así las neuronas potenciales que podían haber sido parte de algo pero que no lo son, se eliminan.

Incluir la muerte neuronal programada es un claro ejemplo de cómo la naturaleza puede eliminar aquello que estima innecesario, en el caso de los niños pequeños, se activa ésta eliminación selectiva de todas aquellas neuronas que no han sido conectadas.

Un proceso de pérdida neuronal, en la etapa adulta, se produce de forma natural. Aquellas neuronas que no reciben contactos de otras, están menos alimentadas, que las que funcionan habitualmente, no participando ni de las conexiones ni de los mensajes que se reciben y transmiten a través de estas.

En la muerte programada, se activa una enzima que va a eliminar a todos aquellos no conectados con otras neuronas. Algunos autores han llegado a plantear que algunas enfermedades, como la del Alzheimer, se pudiesen deber a una activación inadecuada de dicho proceso, lo que implicaría una destrucción indiscriminada a nivel neuronal.

Otros autores afirman que lo que se produce en determinadas demencias, es precisamente el crecimiento incontrolado de determinadas células que ocupan los espacios ínter-neuronales, produciendo daños entre las conexiones, y cuyo crecimiento excesivo provoca la muerte de las neuronas de alrededor.

Hasta ahora se ha comentado sobre una tasa de regeneración celular regular, según el tipo de célula y dónde se sitúe en el organismo, siendo los de menor tasa de reposición las neuronas y las células del corazón, si bien este es el proceso natural, se puede ver alterado cuando hace su aparición el cáncer.

Especialmente sensible es el sistema endocrino que se distribuye por el organismo, y está implicado en muchas funciones, pero cuando trabaja mal puede desencadenar en una rotura del ritmo de división celular, y con ello en la aparición de células cancerígenas.

Así se ha observado que estas células son morfológicamente iguales al resto, pero con una única característica diferenciadora, y es que se dividen, copiándose así mismas una y otra vez sin descanso.

Lo que hace, que en "poco tiempo" se pueda haber extendido a tejidos u órganos próximos, y todo ello por romper el ciclo natural de división celular, provocando la aparición del cáncer.

Según la O.M.S. (Organización Mundial de la Salud) el cáncer es un proceso de crecimiento y diseminación incontrolados de células, cuyos efectos no distingue entre edad, género o raza, aunque sí es más frecuente entre varones el cáncer de próstata, y entre las mujeres el cáncer de mama.

Uno de los mecanismos de extensión de esta enfermedad es el sistema endocrino, el cual está compuesto por la hipófisis o la pituitaria y la pineal, en el cerebro, pero también se puede encontrar en otras localizaciones, las tiroides, el páncreas, el timo, los ovarios en las mujeres y testículos en los hombres, y las glándulas suprarrenales. A continuación, se comenta cada uno de estos y los efectos de su disfunción:

- El hipotálamo, tiene un efecto "iniciador" del estrés con la producción de C.H.R. lo que conducirá a la liberación de Cortisol en el cuerpo, pero además, va a producir hormonas reguladoras de otras glándulas endocrinas, como la dopamina que inhibe la prolactina inhibiendo así la producción de leche materna; la hormona liberadora de tirotropina, que estimula su producción por parte de las tiroides; hormona liberadora de somatrotropina, que facilita el crecimiento; la oxitocina que facilita el parto y la lactancia materna; y la vasopresina que promueve la absorción de líquidos en sangre. Un mal funcionamiento va a afectar a muchos órdenes del organismo, con los que comunica, transmitiendo así disfunciones al resto.

- La hipófisis o pituitaria, libera hormonas que activan la producción de hormonas por parte de otras glándulas, la A.C.T.H. (Adrenocorticotropina) que va a facilitar la producción de cortisol por parte de las glándulas suprarrenales; la tirotropina que va a estimular la absorción de yodo por parte de las tiroides. Además, va a producir la hormona del crecimiento, que facilita el crecimiento celular; hormona luteinizante, que estimula la ovulación; la prolactina, que facilita la producción de leche materna; la oxitocina, que favorece la contracción uterina durante el parto y facilita la lactancia; la vasopresina, que estimula la absorción de agua del organismo. A mayor número de funciones, mayor es el "daño" que se produce en el organismo cuando éste órgano deja de funcionar correctamente, cuando se ve afectado y se produce una disminución en su actividad se denomina hipopituitarismo, que se suele "expresar" en el incorrecto desempeño de las funciones de los órganos asociados, como la tiroides o las suprarrenales.

- La glándula pineal, principalmente produce la hormona melatonina, implicada en el sistema inmune, el ritmo cardíaco, así como en el ciclo del sueño. Su deficiencia provoca insomnio, depresión y aceleración del envejecimiento.
- Las tiroides, secretan tiroxina y triyodotironina, las cuales cumplen una función de regulación del crecimiento, maduración de órganos, así como del estado de alerta físico y mental. La ausencia de tiroxina en el organismo puede producir cretinismo, lo cual implica retraso mental y físico, con escaso crecimiento, o enanismo, con rasgos menos acentuados, pero con un retraso evidente en el crecimiento. El hipotiroidismo por su parte produce pérdida de memoria y cansancio, pérdida de peso, y elevados niveles de colesterol, entre otros.
- El páncreas secreta insulina y glutagón al torrente sanguíneo, el primero empleado para metabolizar hidratos de carbono, proteínas y grasas, favoreciendo la formación de grasa (almacenando reservas); el glutagón, aumenta los niveles de azúcar en sangre, al liberar glucosa del hígado. La falta de producción de la insulina por parte del páncreas va a desencadenar en diabetes.
- El timo, produce hormonas, la timolina, la timopoyetina y la timosina, implicadas en la maduración de los linfocitos T, que son células del sistema inmune del organismo, cuya disfunción afecta al normal desempeño del sistema defensivo, facilitando las infecciones y pudiendo desencadenar enfermedades autoinmunes, como la miastenia, caracterizada por una debilidad y fatiga musculo-esquelético, lo que provoca marcha inestable e irregular, dificultad para tragar y respirar, y trastornos del habla, entre otros.
- Los ovarios, productores de estrógenos, precisos para la formación de los caracteres secundarios femeninos, la distribución de grasas, amplitud de la pelvis, crecimiento de mamas y bello; igualmente producen progesterona, cuya función está relacionada con la menstruación y la preparación del cuerpo para la gestación y el parto. Su disfunción va a acarrear alteraciones en el ciclo menstrual, dolor de cabeza, estreñimiento, depresión y trastornos del sueño.

- Los testículos, productores de andrógenos, encargados del desarrollo de los caracteres sexuales secundarios en los hombres, además de producir gametos masculinos, denominados espermatozoides. Su alteración puede llevar a desequilibrios hormonales, disfunción sexual e infertilidad.

- Las glándulas suprarrenales, producen cortisol denominado también la hormona del estrés, además de estrógenos, progesterona, esteroides, cortisona, adrenalina, noreprefina y dopamina.

Para ofrecer una panorámica general sobre la enfermedad del cáncer y los últimos avances en cuanto a su detección se presenta la transcripción de la entrevista que realicé a D. Ricardo López, investigador sobre el cáncer en Inmunostep, quien ofrece una panorámica general de los avances que se han realizado en los últimos años tanto en la detección como en el tratamiento del cáncer.

- ¿Qué es IMMUNOSTEP y cuál es su objetivo?

IMMUNOSTEP es una empresa dedicada al desarrollo, producción, purificación y marcaje de anticuerpos monoclonales y policlonales, para su utilización en distintas técnicas de diagnóstico In Vitro principalmente para citometría de flujo en el área de oncología. También ofrece una gama de servicios de desarrollo de hibridomas (células productoras de anticuerpos) para centros de investigación y empresas.

La compañía ha desarrollado una plataforma de producción de anticuerpos que le permite ahorrar tiempo, inversión en mano de obra y reducir el gasto de material fungible.

- ¿Cómo surge IMMUNOSTEP y qué servicios ofrece?

Immunostep surge como un spin off de la U.SAL. (Universidad de Salamanca), fruto del trabajo de cuatro estudiantes y el apoyo del director del servicio de citometría de flujo de la U.SAL. el Dr. Alberto Orfao. La sociedad inició actividad en septiembre de 2001 y fue el proyecto piloto de lo que hoy es el programa Galileo, destinado a la creación de empresas dentro de la universidad.

La idea era desarrollar anticuerpos monoclonales para su uso por citometría de flujo. En este sentido tuvimos la oportunidad de licenciar hibridomas productores de anticuerpos frente a antígenos leucocitarios humanos desarrollados por investigadores pertenecientes al C.S.I.C. y la U.A.M. De esta manera y en relativamente poco tiempo disponíamos de un completo catálogo para el inmunofenotipaje de enfermedades oncohematológicas principalmente.

Los productos y servicios que ofrece son: producción, purificación y marcaje de Ac.Mo. (Anticuerpos Monoclonales) de primera generación, para su utilización en el diagnóstico in vitro en el área de oncología. Prestación de servicios de desarrollo de Ac.Mo. para grupos de investigación y empresas. I+D: desarrollo de anticuerpos monoclonales de segunda generación o Ac.R. (Anticuerpos Recombinantes) destinados al diagnóstico in vivo y a la terapia oncológica.

- ¿Qué son los anticuerpos monoclonales y cuál es su aplicación en el tratamiento del cáncer?

Anticuerpos monoclonales. Cuando el sistema inmunológico del cuerpo detecta antígenos (sustancias nocivas, como bacterias, virus, hongos o parásitos) produce anticuerpos (proteínas que combaten la infección). Nuestro organismo produce una enorme variedad de anticuerpos para ser capaz de interaccionar con prácticamente todo posible patógeno. Los anticuerpos tienen dos características muy útiles. En primer lugar, son extremadamente específicos, es decir, cada anticuerpo se une y ataca un único antígeno. En segundo lugar, algunos anticuerpos, una vez activados por la presencia de la enfermedad, continúan confiriendo resistencia contra esa enfermedad; ejemplos clásicos son los anticuerpos de las enfermedades de la infancia.

Las células cancerosas derivan de células normales y por esa razón frecuentemente no son detectadas por nuestro sistema inmune, permitiéndoles proliferar. Sin embargo, es posible seleccionar en el laboratorio m.Abs. (Anticuerpos Monoclonales) que diferencian las células cancerosas de entre el resto de las células del organismo y desarrollar estos m.Abs. como medicamentos anticancerosos.

Los anticuerpos monoclonales fabricados en un laboratorio cuando se les da a los pacientes, funcionan como los anticuerpos que el cuerpo produce naturalmente. Los anticuerpos monoclonales actúan al atacar las proteínas específicas que se encuentran en la superficie de las células cancerosas o las células que apoyan el crecimiento de las células cancerosas. Cuando los anticuerpos monoclonales se unen a una célula cancerosa, pueden lograr los siguientes objetivos:

- Permitir al sistema inmunológico destruir la célula cancerosa. El sistema inmunológico no siempre reconoce las células cancerosas como dañinas. Para que al sistema inmunológico le resulte más fácil encontrar y destruir las células cancerosas, un anticuerpo monoclonal puede marcarlas o etiquetarlas uniéndose a partes específicas de las células cancerosas que no se encuentran en las células sanas.

- Evitar que las células cancerosas proliferen rápidamente. Las sustancias químicas del cuerpo, llamadas factores de crecimiento, se unen a los receptores en la superficie de las células y envían señales a las células para que crezcan. Algunas células cancerosas realizan copias adicionales del receptor del factor de crecimiento, lo que hace que crezcan con mayor rapidez que las células normales. Los anticuerpos monoclonales pueden bloquear estos receptores y evitar que llegue la señal de crecimiento.

- Aplicar radiación directamente en las células cancerosas. Este tratamiento, llamado radioinmunoterapia, utiliza anticuerpos monoclonales para aplicar la radiación directamente en las células cancerosas. Al unir las moléculas radiactivas a los anticuerpos monoclonales en un laboratorio, es posible aplicar dosis bajas de radiación específicamente en el tumor y sin afectar las células sanas. Ejemplos de estas moléculas radiactivas incluyen ibritumomab tiuxetan (Zevalin) y tositumomab (Bexxar).
- Diagnosticar el cáncer. Los anticuerpos monoclonales que transportan partículas radioactivas también pueden ayudar a diagnosticar algunos tipos de cáncer, como el colorrectal, el de ovario y el de próstata. Cámaras especiales identifican el cáncer y muestran en qué parte del cuerpo se acumulan las partículas radiactivas. Además, un patólogo (un médico especializado en interpretar análisis de laboratorio y evaluar células, tejidos y órganos para diagnosticar enfermedades) puede utilizar los anticuerpos monoclonales para determinar el tipo de cáncer que puede tener un paciente después de que se le haya extraído tejido durante una biopsia. En este último apartado en donde se mueve IMMUNOSTEP.
- Transportar medicamentos potentes directamente en las células cancerosas. Algunos anticuerpos monoclonales transportan otros medicamentos para el cáncer directamente a las células cancerosas. Cuando el anticuerpo monoclonal se une a la célula cancerosa, el tratamiento del cáncer que transporta ingresa en la célula, lo que causa su muerte sin dañar otras células sanas. Brentuximab vedotin (Adcetris), un tratamiento para ciertos tipos de linfoma de Hodgkin y linfoma no Hodgkin, es un ejemplo.

Otros anticuerpos monoclonales aprobados por la Administración de Drogas y Alimentos de los EE. UU conocido como F.D.A. (Food and Drug Administration). utilizados para tratar el cáncer incluyen los siguientes: Bevacizumab (Avastin), Alemtuzumab (Campath), Cetuximab (Erbitux), Trastuzumab (Herceptin), Rituximab (Rituxan), Panitumumab (Vectibix) y Ofatumumab (Arzerra).

Son permanentes los estudios clínicos de anticuerpos monoclonales para diversos tipos de cáncer.

Aunque los anticuerpos monoclonales se consideran un tipo de inmunoterapia, también se los clasifica como un tipo de tratamiento dirigido (un tratamiento que ataca aquellos genes o proteínas defectuosos que contribuyen al crecimiento y desarrollo del cáncer).

- ¿Qué avances se han realizado en los últimos años en la detección del cáncer?

Sobre todo, se ha avanzado mucho en el campo de la detección temprana o diagnóstico precoz. Cuando esto ocurre, es mucho más fácil luchar contra el tumor ya que generalmente suele estar localizado. Ejemplos como las mamografías periódicas, las colonoscopias a partir de los 50 años y los análisis de sangre para detectar cáncer de próstata también a partir de esa edad son las principales medidas encaminadas a la detección precoz, lo que salva muchas vidas.

- ¿Qué avances se han realizado en los últimos años en el tratamiento del cáncer?

Los avances más significativos en el tratamiento del cáncer son que se han conseguido diseñar fármacos más eficaces y menos tóxicos que permiten la poliquimioterapia sin comprometer excesivamente la vida del paciente. Los tratamientos se pueden dar durante más tiempo, en mayor dosis y combinados, permitiendo con ello y tratamiento más agresivo y eficaz aportando una mejora considerable en la calidad de vida del paciente, así como en la supervivencia de los mismos.

Se está trabajando mucho en el campo de la medicina especializada. Suele decirse que no hay enfermedades, sino que hay enfermos. En el caso del cáncer esto es más evidente porque cada paciente es diferente a otro. Dos cánceres de colon no son iguales, genéticamente son diferentes. La medicina personalizada es dar a cada paciente el mejor tratamiento contra su tumor individual con tres objetivos: disminuir recaídas, que sea menos tóxico y que sea lo más eficaz posible.

Por ello, lo que antes era un tipo de cáncer, ahora es un grupo de tumores con características diferentes produciéndose de esta manera subclasificaciones que derivan en distintos protocolos de tratamientos. Se intenta avanzar en esta línea más profundamente.

Por eso, se habla de incorporar la tecnología de secuenciación o tecnología de análisis masivo de genes implicados en el crecimiento tumoral. Se trata de analizar el contenido genético de cada tumor para darle los fármacos adecuados que puedan neutralizar las alteraciones genéticas que tiene la célula tumoral de un paciente determinado y para dos pacientes diferentes habrá dos tratamientos diferentes.

- ¿Existe un gen causante del cáncer?

No. Si así fuera sería todo más fácil. Lo que existen son errores que se acumulan en los genes que todos tenemos. De hecho, cada tipo o subtipo de cáncer tiene los suyos propios y a medida que se avanza en las investigaciones se van encontrando más diferencias entre un tumor y otro.

Para que se desarrolle un tumor se han de dar muchas circunstancias juntas ya que lo normal es que las células se mueran cuando acumulan estos errores, encaminándose a lo que se denomina el suicidio celular o apoptosis. Pero a veces ocurre que la apoptosis no se da y hace que las células se hagan inmortales y se dividan descontroladamente.

Además, sabemos que las células tumorales se adaptan mejor a condiciones hostiles lo que les permite migrar de su localización inicial a otras localizaciones ajenas a su estirpe celular (metástasis). Existe una compleja interacción entre la célula tumoral y su entorno que favorece el crecimiento de ésta y es uno de los campos de investigación en los que se está avanzando notablemente. Bloquear esa interacción, podría suponer bloquear al propio tumor.

- ¿Por qué ha sido tan controvertida la investigación con células madres?

Básicamente radica en el origen de las investigaciones de las mismas. El origen inicial de las células madre era de origen embrionario. Es la misma controversia que actualmente se da entre partidarios y detractores del aborto. A día de hoy, las células madre se obtienen de otras fuentes no embrionarias como la desdiferenciación celular y la reprogramación celular con lo que la controversia debería desaparecer.

Aun así, siempre habrá controversia ya que la investigación con células madre podría permitir una vía potencial para la clonación de seres humanos.

- ¿Qué aportaciones ha permitido el estudio con células madres?

En los últimos años se ha producido un extraordinario avance en los conocimientos relacionados con diferentes ramas biomédicas, entre ellas, la biología celular, lo que ha dado un notable impulso a una nueva rama de la medicina denominada medicina regenerativa. Esta disciplina médica se ha basado fundamentalmente en los nuevos conocimientos sobre las células madre y en su capacidad de convertirse en células de diferentes tejidos.

Por ello, si logramos controlar este proceso de diferenciación y derivar de forma estable las células hacia la regeneración de tejidos u órganos nos encontraremos ante el final de muchas enfermedades o trastornos. Los modelos de biología del desarrollo ayudan a investigar a los expertos sobre nuevos retos.

En el campo del cáncer permitirán conocer con precisión los mecanismos por los cuales una célula normal se convierte en tumoral.

- ¿Se está ahora más cerca de conseguir la cura del cáncer?

Sí. Cada avance, cada estudio es un paso más o menos grande hacia ese objetivo. Lo que hay que tener en cuenta es que el cáncer no es una única enfermedad sino un enorme grupo de ellas. Por eso habrá que ir dando pasos en cada tipo o subtipo y por ello se encontraran curas antes en unos tumores que en otros. Lo que se está consiguiendo es que el cáncer se convierta en una enfermedad crónica y en mi opinión creo que eso será lo que primero ocurra.

La gente tendrá una enfermedad de la cual tendrá que tratarse el resto de su vida manteniendo una buena calidad de vida. Son las consecuencias de cada vez vivir más años. Está demostrado que no ha aumentado la incidencia de cáncer ni en los países occidentales ni en los países en desarrollo, pero sí aumenta la edad de la población y sabemos que el cáncer es más frecuente en personas mayores. En global no hay más cáncer. Simplemente, la población envejece más y el cáncer se diagnostica mejor.

- ¿Cuáles son las principales dificultades que existe para el tratamiento del cáncer?

Desgraciadamente, las económicas. La detección precoz parte de la premisa de hacer análisis rutinarios como las mamografías, colonoscopias... etc. a la población antes de que las enfermedades puedan aparecer y con una periodicidad aceptable para que en el caso de que aparezca un tumor este no esté muy avanzado.

Sin embargo, cada vez se está retrasando más la edad de los considerados grupos de riesgo, en mi opinión, por simplemente cuestiones económicas. Además, aunque pueda parecer que todo el mundo tiene acceso a los últimos avances, eso no es así. El desarrollo de fármacos es un proceso muy costoso y largo en el tiempo por lo que los costes de los nuevos medicamentos se disparan considerablemente. No todos los países pueden estar a la última en terapia oncológica. Además, se invierte muy poco en investigación de forma generalizada.

- ¿Cuáles son los logros alcanzados por IMMUNOSTEP?

Nuestra labor trasciende al desarrollo de anticuerpos monoclonales. Immunostep persigue colaborar en la lucha contra el cáncer desde la investigación, el desarrollo, la producción y la comercialización de herramientas dirigidas principalmente al diagnóstico de hemopatías malignas y a la investigación de la biología y clínica del cáncer.

En este contexto y si nos centramos en qué productos tenemos en el mercado, nuestra principal línea de negocio son los reactivos para diagnóstico e investigación por citometría de flujo, entre ellos los anticuerpos monoclonales frente a antígenos leucocitarios humanos. Pero también tenemos reactivos para detección de apoptosis, para análisis de A.D.N. y ciclo celular, soluciones de fijación/permeabilización celular y estabilizantes para sangre periférica, médula ósea y líquido encefalorraquídeo.

Tenemos presencia en un buen número de países a través de nuestros distribuidores. Nuestro catálogo de productos está presente en países como Alemania, Italia, Reino Unido, Grecia, Brasil o India entre otros.

- ¿De dónde obtienen la financiación?

En la actualidad estamos participados por Unirisco Galicia S.C.R. e I.+D. Unifondo, un fondo de riesgo gestionado por UNINVEST. De manera significativa y para inversiones y proyectos de I.+D., recurrimos a la A.D.E. Inversiones y Servicios de la J.C. y L., que siempre ha apoyado nuestras iniciativas a través de sus planes y líneas de ayuda para empresas. Además, hemos participado de diferentes programas nacionales.

- ¿Cuáles son los objetivos a alcanzar en un futuro por IMMUNOSTEP?

Queremos seguir creciendo y si es posible más rápidamente que en el pasado. Estamos apostando muy fuerte para aumentar el número y calidad de nuestros desarrollos y en consecuencia de nuestra propiedad industrial. Trabajamos para licenciar algunos de nuestros desarrollos con compañías de carácter multinacional con mayor capacidad de explotación y comercialización de los desarrollos.

CAPÍTULO 2. FACTORES DESENCADENANTES DEL CÁNCER

El cáncer tiene un destacable efecto a escala celular, pero también va a tener implicaciones a nivel psicológico, tanto para el paciente como para sus familiares.

En este capítulo se indican los posibles factores desencadenantes responsables de la enfermedad del cáncer, para comprender el papel que juega lo psicológico en cada caso.

A) Factores Genéticos

Sobre la genética recordar que el ser humano contiene 23 pares de cromosomas (unidades en donde se empaqueta el A.D.N. y A.R.N.), el último de ellos porta la información genética relativa al sexo de la persona, por ello se denomina cromosoma sexual, de los cuales existen dos tipos, el X y el Y, de estos cromosomas, la mujer siempre va a aportar el X en el óvulo, mientras que el hombre puede aportar el X o el Y en los espermatozoides. Siendo la forma en que se combinan lo que determina el sexo del bebé, así si se da XX será niña, mientras que si se da XY será niño, , aunque en ocasiones se producen alteraciones en la combinación genética pudiendo aparecer distintos síndromes, del cual destaca el Síndrome de Klinefelter en donde existen más X de la cuenta, mostrando XXY, aunque también puede darse XXXY, XXXXY, lo cual va acompañado de infertilidad por un fallo testicular provocado por el hipogonadismo, son hombres más altos y de extremidades más delgadas que sus progenitores, con predisposición a sufrir enfermedades autoinmunes y cáncer, retraso en el área del lenguaje con inteligencia normal, y propensos a sufrir trastornos del estado de ánimo.

Es decir, estos hombres van a venir predispuestos genéticamente a tener un mayor porcentaje de padecimientos relacionados con el cáncer frente al resto de la población que no tiene ningún X más de la cuenta.

Pero las gónadas no sólo van a jugar un papel de determinación fenotípica sino también en la constitución del cerebro, así la presencia de testosterona va a producir una serie de cambios en lo que se conoce como masculinización del cerebro y de la conducta, pero incluso en éste proceso se pueden producir errores debidos a una mutación en el cromosoma Y.

Un estudio realizado por la Universidad de la Reserva del Oeste de Case (EE.UU.), publicado en el Proceedings of the National Academy of Sciences, informa de que el proceso de masculinización no es tan estable y robusto como se creía, el análisis se realizó sobre la mutación presentada por un padre y una hija estéril en donde ambos tienen cromosomas XY.

La genética no sólo va a tener un papel puntual en la formación del neonato, si no que se va a poder expresar con importantes cambios fisiológicos y psicológicos, como en el caso de la adolescencia, con la aparición de los caracteres secundarios asociados a la identidad sexual.

Una vez visto cómo la genética va interviniendo en el desarrollo del individuo, hay que conocer el papel que esta juega en la aparición de la enfermedad del cáncer, para lo cual trascribo la entrevista que realicé a Dª Adriana Terrádez, Business Development en BioSequence, quien nos habla del papel de la genética en la salud.

- ¿Qué es BioSequence S.L. y cuál es su objetivo?

BioSequence es una empresa dedicada a ofrecer estudios genéticos para personalizar y aumentar las opciones de tratamiento de los pacientes con cáncer. Seleccionamos los tests genéticos más apropiados para cada tipo de tumor, siempre buscando la máxima utilidad clínica para el paciente. Para ello utilizamos las últimas tecnologías de análisis e interpretación y nos rodeamos de los mejores especialistas y profesionales internacionales.

- ¿Cómo surge BioSequence S.L. y cuál es la labor que realizan?

BioSequence nació con el objetivo de ayudar al paciente con cáncer a optimizar su tratamiento buscando y ampliando las opciones terapéuticas en base a las características del tumor y del paciente.

Para realizar esta labor estudiamos el caso de cada paciente para ofrecerle soluciones adaptadas a sus características individuales a través de estudios genéticos de su tumor que permiten mejorar la eficacia de sus tratamientos y minimizar sus efectos secundarios.

- ¿De qué nos puede informar las pruebas genéticas sobre el cáncer, antes, durante y después de padecerlo?

El cáncer es una enfermedad causada por alteraciones en el A.D.N. que dan como resultado una disfunción de las células y el desarrollo del cáncer. Estas alteraciones genéticas pueden ser heredadas o adquirirse con el tiempo por factores medioambientales, hábitos de vida, etc. Por ello es fundamental investigar cuales son las causas en cada tumor, porque siempre son diferentes en cada paciente y nos pueden dar información respecto al diagnóstico, pronóstico y tratamiento de la enfermedad.

El análisis profundo del tumor, por tanto, nos ofrece importante información individual en relación con el desarrollo y progresión del tumor, y una predicción más consistente sobre los tratamientos que serían más efectivos para el paciente. Los resultados que damos con cada uno de nuestros estudios, reúnen la información más reciente sobre las investigaciones y tratamientos disponibles para el paciente.

Cuando lo que queremos es detectar el riesgo de que un paciente desarrolle cáncer, estudiamos su historia familiar y, en caso necesario, analizamos la sangre del paciente para detectar si efectivamente existe algún gen alterado que le confiera mayor riesgo de desarrollar la enfermedad. Esta información es muy útil, ya que todos los miembros de la familia pueden beneficiarse de medidas de detección precoz y de prevención.

- ¿Qué porcentaje de heredabilidad tiene el cáncer?, ¿Y que hace que se presente en unos casos y en otros no?

Se estima que alrededor del 5-10% de todos los tumores, tiene un carácter hereditario. Los cánceres hereditarios son la consecuencia de mutaciones germinales en genes concretos que incrementan la susceptibilidad de padecer cáncer. Esta susceptibilidad se transmite entre los miembros de la familia de acuerdo a distintos patrones de herencia. Se hereda la susceptibilidad a padecer cáncer, lo que no implica la certeza de desarrollarlo en todos los casos, cada mutación supone un riesgo diferente para las familias.

- ¿Una persona que ha superado el cáncer que tiene esa carga genética heredada quiere decir que va a volver a padecerlo?

Una persona a la que se le detecta una mutación heredada tiene incrementado el riesgo de desarrollar cáncer. Por eso, a lo largo de la vida de las personas con esta carga genética se pueden desarrollar uno o más cánceres, o, por el contrario, no desarrollar ninguno. Siempre hay un riesgo asociado a cada paciente y familia, y por eso es fundamental estudiarlo y conocerlo, es la única vía para tratar de prevenir su aparición.

- ¿Cuáles son los logros alcanzados por BioSequence S.L.?

Sacamos métricas de los estudios que hemos realizado hasta el momento y en el 36% de los casos modificamos el tratamiento inicial que había propuesto el oncólogo, esto "es una cifra significativa". También estos estudios ayudan a aumentar la calidad de vida de los enfermos porque permiten reducir tratamientos innecesarios e ir específicamente a la diana del tumor. Así mismo, estos estudios están permitiendo aumentar las opciones de tratamiento de pacientes que ya estaban desahuciados, y cada vez que esto ocurre sentimos una gran satisfacción.

Otro de los logros que va a causar una gran revolución los próximos años es la posibilidad de estudiar las características del tumor en una muestra de sangre, sin necesidad de una biopsia. Este estudio que ya tenemos disponible en España, va a permitir analizar casos donde era muy difícil obtener una muestra del tumor, como el cáncer de pulmón, y va a permitir monitorizar al paciente antes y después de los tratamientos y cirugías, para ver si realmente han sido efectivos.

- ¿Cuáles son los objetivos a alcanzar en un futuro por BioSequence S.L.?

Nuestro objetivo es ayudar a la máxima cantidad de pacientes posibles encontrándoles nuevas opciones de tratamiento y la solución oncológica más adecuada para cada caso. Para ello, cada día intentamos estar a la última en cuanto a tecnología y estudios punteros en cáncer, rodeándonos de los mejores profesionales, para ofrecer a nuestros pacientes siempre lo mejor.

B) Factores Ambientales

El estrés continuado en el puesto de trabajo es fuente de debilitamiento del organismo, al disminuir las defensas, lo que incrementa la aparición de enfermedades.

El estrés es un elemento psicológico, donde la persona siente una demanda continua y por encima de sus capacidades, lo que tiene una repercusión directa en el organismo a través de la hormona del estrés denominada cortisol, producida por la glándula suprarrenal y que si se mantiene mucho tiempo en el organismo va a facilitar la aparición de problemas físicos, entre los que se encontrarían algunas de las enfermedades psicosomáticas, como en el caso de las úlceras.

Dentro de las psicoterapias, es habitual el empleo de técnicas de relajación, visualización positiva y respiración, encaminadas a proporcionar a la persona herramientas suficientes con las que combatir los niveles de estrés diarios, y por tanto que no llegue a desencadenar una enfermedad en el organismo.

Pero el concepto de estrés no se circunscribe únicamente al ámbito psicológico, ya que desde hace unos años se ha empezado a utilizar el denominado estrés oxidativo, el cual hace referencia a un desequilibrio celular en el procesamiento del oxígeno, que provoca un envejecimiento prematuro de las células, estando asociado a la diabetes, cáncer, enfermedades cardiovasculares o Párkinson, incluso con determinadas alteraciones psicológicas como los trastornos afectivos, de ansiedad o alimentación, o la esquizofrenia. Igualmente se ha observado que es causa de mayores niveles de dependencia a sustancias especialmente a alcohol u opioides.

El origen del estrés oxidativo es diverso, y a veces difícil de concretar, hablándose del nivel de vida, el sedentarismo, el nivel de ansiedad de las personas, pero también de agentes externos como la radiactividad, o el sol.

Desde hace tiempo que se conoce la relación entre el puesto de trabajo y las enfermedades, de hecho, las que son provocadas por éste se denominan enfermedades profesionales, y a ellas están expuestos todas las personas que trabajan en ese sector independientemente del país en donde se encuentren.

Especialmente sensible es el personal sanitario que trabaja con pacientes, pero entre ellos el grupo más sobreexpuesto a modificaciones en el A.D.N. es el personal de radiología, entonces ¿Es este personal el más expuesto al estrés oxidativo?

Esto es precisamente lo que se ha investigado conjuntamente desde el Departamento de Biología, Universidad Payame Noor; la Facultad de Farmacia y el Centro de Investigación de Ciencias Farmacéuticas, Escuela de Medicina de la Universidad de Teherán y la Universidad Islámica Azad (Irán), cuyos resultados han sido publicados en la revista científica Health.

En el estudio participaron cuarenta y siete personas, de los cuales veintiocho eran mujeres, todos del personal de radiología de un hospital, los cuales debían carecer de experiencia con alcohol u otras drogas, ni sufrir enfermedades como el cáncer, diabetes, trastornos respiratorios, del corazón o de la tiroides.

Igualmente, durante los 12 meses previos no debían de haber trabajado en el departamento de radiología, para comprobarlo se les realizó un análisis de estrés oxidativo, medida que sería utilizada para la comparación.

Después de 2 años de trabajo del personal se les volvieron a tomar medidas, tanto del estrés oxidativo, como de la salud física y mental para comprobar los efectos de la exposición "laboral" a los rayos X en un ambiente controlado como es el clínico.

Los resultados informan que, a mayores niveles de estrés oxidativo, mayor afectación en la memoria verbal, en la atención selectiva, en la iniciativa de la persona y la velocidad psicomotora.

Se observaron diferencias hombre-mujer a la hora de presentar trastornos de somatización, de depresión mayor y de ansiedad, siendo en los tres casos más elevados en mujeres que en hombres.

Entre las limitaciones del estudio está el no saber cuál es la cantidad de exposición a rayos X que ha recibido cada uno, presuponiendo que es la misma.

Sobre las diferencias de afectación entre hombres y mujeres pueden ser explicables por la mayor implicación del cerebro emocional en el comportamiento de las mujeres ya expuesto por investigaciones anteriores.

El estudio presta una especial atención a un personal sensible que a pesar de las medidas de prevención y seguridad en el trabajo siguen sufriendo todo tipo de "males", ya sean físicos o psicológicos debidos al estrés oxidativo.

Tal y como se ha comentado, el estrés oxidativo se ha visto previamente en el envejecimiento normal pero también en distintas psicopatologías, aunque no está claro el papel en el Alzheimer.

Aunque las causas pueden ser variadas para provocar el estrés oxidativo, al igual que las consecuencias que sobre la salud tienen, se ha comprobado que está relacionado con un empeoramiento de la salud. Uno de los índices significativos de la presencia de estrés oxidativo es el nivel de homocisteína en plasma, un aminoácido azufrado considerado como uno de los mayores índices del daño celular neuronal, relacionado también con la vitamina B12.

C) Factores de Personalidad

La personalidad, definida como la forma de pensar, sentir y actuar del individuo, va a jugar un papel destacado en la presencia de unas determinadas enfermedades psicosomáticas frente a otras.

El cerebro tiene un papel destacado en la salud, tanto por sus efectos reguladores, como por ser donde se aloja la conciencia de cada uno y donde se conforman los recuerdos, memoria y aprendizajes, todo lo cual va a permitir el desarrollo de la personalidad.

Un mal funcionamiento del cerebro debido a una lesión, infección o enfermedad, y por ende de los órganos regulados por éste, va a propiciar y facilitar la aparición de enfermedades; igualmente los trastornos psicológicos, van a estar en la base de disrupciones del normal desarrollo de los órganos y por consiguiente de la aparición de determinadas funciones.

Uno de los objetivos del profesional de la salud es intentar predecir los problemas, incluso antes de que éstos aparezcan, para esto, los investigadores utilizan índices como la personalidad para hacer las predicciones.

Cuando se piensa en la relación entre personalidad y salud, es fácil recordar la personalidad tipo A o tipo B, definidos por primera vez por los cardiólogos Rosenman y Friedman del Hospital Monte Sinaí de San Francisco (California).

Estos tipos están relacionados con menos o más o nivel de protección de las enfermedades del corazón respectivamente.

- En la personalidad tipo A, que fue el primero en descubrirse, está asociado con una persona luchadora, siempre con prisas, con tendencia al perfeccionismo, egoísmo, con problemas de control de las emociones, centrado en el logro.

En donde predominan rasgos ansiosos, marcados por la competitividad y la agresividad. En éste tipo va a ser más frecuente que aparezcan patologías asociadas al estrés y a problemas coronarios, especialmente vulnerable a los ataques del corazón.

- En la personalidad Tipo B predomina la tranquilidad, la calma y el sosiego, son creativos con tendencia a tomarse su tiempo para hacer sus funciones, consiguiendo altos niveles de logro debido a su constancia.

Marcado por la estabilidad emocional y la calma de pensamiento, siendo sociable y afable. Se trata de una personalidad asociada a la protección y refuerzo del organismo, ya que la salud es un bien que cuida la persona.

El modelo original expuesto por sus descubridores planteaba una dualidad entre la personalidad Tipo A frente a la Tipo B; en los años 80 se incorporó un nuevo tipo denominado C, enunciado por primera vez por Morris y Greer.

- En la personalidad tipo C, hay un alto nivel de expresión de la emoción, particularmente de las emociones positivas, parece una persona muy positiva, con un ocultamiento de las emociones negativas para el resto de la gente.

Con predominio de la incapacidad para comunicar emociones, sobre todo las negativas, como la ira, la rabia o la tristeza, ocultando sus necesidades y preferencias, siendo poco asertiva, sumisa a los deseos de los demás, con gran autocrítica y tendencia a culpabilizarse a sí mismo de lo que sale mal en su vida.

Donde se produce una exageración de la expresividad de sentimientos positivos, para ocultar y mitigar los negativos, mostrándose excesivamente cariñoso, afable y amistoso, pero además se muestra pasivo, obsesivo e inconformista.

Son personas que tienden a padecer determinadas enfermedades como cáncer y otras enfermedades autoinmunes (lupus, artritis reumatoide o esclerosis), infecciones, alergias, y enfermedades de la piel.

Hasta la década de los noventa no se incorpora el último tipo de personalidad denominado D, descubierto por Denollet y Brutsaert.

- En la personalidad tipo D, quizás el menos conocido, el individuo exhibe un alto nivel de auto-exigencia, con comportamiento hiperactivo y baja autoestima.

La persona se muestra marcada por las emociones negativas de forma crónica, con pesimismo e inhibición social, lo que les lleva a sufrir mayores niveles de ansiedad, irritación y estados depresivos, no compartiendo sus sentimientos por miedo a la desaprobación de los demás.

Además, las personas que muestran estos rasgos de personalidad, tienen más probabilidades de sufrir trastornos del estado de ánimo, como depresión y ansiedad, y enfermedades psicosomáticas como úlceras pépticas y trastornos vasculares como hipertensión, cardiopatías isquémicas o arritmias, con mayor riesgo a padecer infartos de miocardio.

Como resultado de una desconexión entre el mundo emocional y "racional", las personas con esta personalidad tienen más posibilidad de sufrir enfermedades psicosomáticas.

Marcado por altos niveles de alexitimia, autoexigencia, falta de asertividad y baja autoestima.

Asociado a patologías como trastornos del estado de ánimo, depresión y ansiedad, colitis ulcerosa, úlceras pépticas, trastornos vasculares, como hipertensión, cardiopatías isquémicas o arritmias.

Eso no quiere decir que, si alguien tiene una de las personalidades anteriores vaya necesariamente a enfermar, pero sí es más probable.

En una investigación llevada a cabo por la Universidad Marmara (Turquía) publicado en Asian Pacific Journal of Cancer Prevention se estudia el papel de la personalidad en los casos de cáncer.

Para ello se analizaron los cuadros clínicos y datos demográficos de doscientos treinta y siete pacientes oncológicos, empleando para la evaluación de la personalidad el cuestionario Big Five, cuyas categorías son: extraversión, inestabilidad emocional, apertura a la experiencia, responsabilidad y amabilidad. Mostrando cada persona más o menos rasgos de cada categoría.

Los datos concluyen que los pacientes oncológicos muestran mayores puntuaciones en la categoría "apertura a la experiencia", mostrándose éstos como conciliables, responsables, moderadamente estables emocionalmente, abiertos y extravertidos, siendo estos rasgos más marcados en mujeres frente a hombres.

Resultados que coinciden con los datos que correlacionaban a los pacientes oncológicos con la personalidad tipo C, donde se muestran más "positivos" de lo que son, de cara a los demás, siendo extrovertidos y abiertos, cuando en realidad están "ocultando" sus vivencias negativas, el dolor o el sufrimiento que padecen, o los conflictos que tiene, impidiendo que nadie sepa de ello. Aspecto que en ocasiones entorpece la comunicación médico-paciente, al dificultar el conocer cómo va evolucionando realmente el tratamiento.

Una de las debilidades de éste estudio es que no realiza distinción alguna entre distintos tipos de pacientes oncológicos, con lo que las aplicaciones clínicas de los resultados quedan bastante limitadas.

Igualmente, el empleo de habitantes de una sola población, la turca, hace que los resultados puedan ser fruto de aspectos culturales que jueguen un papel importante en cómo se expresan las emociones en dicha sociedad, por lo que se requiere de nuevas investigaciones transculturales para dar por válidos los resultados de éste estudio.

Pero esta no es la única aproximación a la personalidad en relación con el cáncer, desde la teoría de los rasgos de personalidad, cada individuo muestra una serie de características. El Psicólogo alemán Hans Eysenck planteó su modelo basado en tres dimensiones de la personalidad:

- Extraversión, dimensión social.
- Neuroticismo, dimensión emocional.
- Psicoticismo, dimensión de impulsividad.

De forma que una persona, por ejemplo, puede tener un nivel bajo de extraversión, alto en neuroticismo y medio en psicoticismo; o cualquiera de las combinaciones posibles.

En el modelo de los Big Five (cinco grandes) se tienen en cuenta, tal y como indica su nombre, cinco rasgos de personalidad:

- Extraversión, evalúa la adaptabilidad social, emocionalidad, asertividad (hablador, callado, franco, abierto, cerrado, aventurado, precavido, sociable, retraído…).

- Inestabilidad emocional (neuroticismo), evalúa el control emocional, emocionalidad, neuroticismo, afecto (equilibrado, nervioso, tenso, tranquilo, ansioso, sosegado, excitable, hipocondríaco).
- Apertura a la experiencia, evalúa el intelecto inquisitivo, cultura, inteligencia, apertura a la experiencia (sensibilidad artística, intelectual, estrecho de mente, imaginativo, rudo...).
- Responsabilidad, evalúa la voluntad de éxito, escrupulosidad, responsabilidad (exigente, pulcro, descuidado, informal, riguroso, laxo, perseverante, inconstante...).
- Amabilidad, evalúa la conformidad, agradabilidad, simpatía, condescendencia amistosa (buen carácter, irritable, celoso, obstinado, dulce, cooperativo...).

Basado en la teoría de rasgos de personalidad, se están explorando qué características están más presentes en aquellos pacientes que exhiben enfermedades; de forma que se pueda llegar a comprender cómo se producen y sobre todo por qué.

Tanto en el modelo de Eysenck como en el modelo Big Five, el rasgo de personalidad determinante para los trastornos psicosomáticos es el de neuroticismo; así una persona que exhiba altos niveles, tendrá mayores posibilidades de sufrir síntomas psicosomáticos, que otra que tenga mayores niveles de control de sus emociones.

Entre los rasgos más habituales de los pacientes más propensos a mostrar síntomas psicosomáticos, están los perfeccionistas, con altas expectativas de logro, muy responsables, que idealizan su vida y sus relaciones, con tendencia a pormenorizar los problemas y a negar las dificultades.

Las personas con altos niveles de neuroticismo, se muestran emocionalmente inestables para hacer frente a las demandas estresantes de la vida, sintiéndose generalmente tristes y abrumadas, con dificultades para poder controlar y expresar sus emociones.

CAPÍTULO 3. RELACIÓN DEL CÁNCER CON EL ESTRÉS

La relación entre el mundo psíquico y la salud, es de doble vía, es decir, las conexiones entre los sistemas permiten explicar, que, si se está físicamente enfermo, esto va a afectar en la forma de pensar y actuar.

El conocimiento de esta conexión entre el cuerpo y la mente viene ya desde tiempos antiguos, de los griegos. Recientemente se ha descubierto que existe un circuito que relaciona ambos a través del sistema P.N.I.E. (PsicoNeuroInmunoEndocronologíco), en el que se conecta lo psicológico, con lo neuronal, con el sistema inmune y el endocrino; por el cual, la alteración de un sistema va a afectar a los otros.

Para poder curar a la persona, no basta con realizar una intervención específica en el sistema dañado o implicado, si no que desde la perspectiva de la medicina psicosomática se defiende que se debe realizar una intervención global desde distintos sistemas, de forma que se refuerce el organismo y le ayude así a afrontar el tratamiento y a mejorar la salud

Un caso prototipo de ello se encuentra en el estrés; éste, es definido como una reacción natural de defensa del organismo para afrontar una situación en que se requiere una importante demanda. Éstas situaciones denominados estresores o factores estresantes pueden provenir tanto desde el exterior como del interior.

- Los estresores externos, hacen referencia a elementos individuales como estimulación intensa de luz o sonido; o a situaciones en las que la persona tiene que dar una respuesta lo más rápido y acertada posible, por ejemplo, en el caso de un examen.

- Los estresores internos o psicológicos, hace referencia a la evaluación personal como estresante o no de las situaciones a las que se tiene que enfrentar. Así, una persona puede considerar estresante y valorarlo como desbordante, una situación en que tiene que dar un discurso frente a un gran público, mientras que para otro no.

El componente psicológico del estrés se puede modificar, aprendiendo a cambiar la valoración de la situación, por ejemplo, pasando de ser agobiante a convertirse en un desafío a superar como parte de su desarrollo profesional. Esta nueva visión de la misma situación, hace que, a la hora de afrontarlo, los niveles de estrés psicológicos sean menores y pueda conseguir un mejor resultado en su desempeño.

El estrés, que requiere de una respuesta de acción u omisión por parte de la persona ante una situación amenazante, va a conllevar una serie de respuestas fisiológicas casi de forma inmediata a la aparición de la demanda, entre las que se destacan en:

- En el ámbito psicológico, provoca aceleración de pensamiento, que puede llevar confusión e incluso al bloqueo.

- En el sistema nervioso, el cual se divide, entre sistema nervioso central y el periférico (que conecta el central, con el resto del organismo). Dentro de éste segundo, se puede subdividir a su vez en sistema nervioso somático (encargado de transmitir la información sensorial) y sistema nervioso autonómico (en el que también se producen inervaciones desde el sistema nervioso central, y se encarga de regular los distintos órganos, vísceras, glándulas y musculatura lisa). Dentro del sistema nervioso autonómico se subdivide en sistema simpático y en parasimpático:

* El sistema simpático, se ve afectado en situaciones de estrés, con un aumento de la frecuencia cardíaca, inhibición de la actividad digestiva, liberación de glucosa por parte del riñón y relajación de la vejiga.

* El sistema parasimpático, al contrario, se activa en situaciones de relajación lo que conllevará, a una reducción de la frecuencia cardíaca, incremento de la actividad digestiva, estimulación de la vesícula biliar y contracción de la vejiga.

- En el sistema inmunitario, se produce una reducción de los sistemas no básicos para la respuesta requerida entre ellos una inmunodepresión.

- En el sistema endocrino, se genera aumento de niveles de hormonas como encefalinas o catecolaminas, pero especialmente el cortisol, denominado hormona del estrés, que eleva la presión arterial y prepara al organismo para una respuesta de huida o lucha ante una amenaza.

Las situaciones de estrés van a afectar a cada uno de los componentes del P.N.I.E., en preparación de una respuesta rápida y acuciante por parte del individuo, la cual, una vez emitida dicha respuesta y superada la situación de estrés pasa a un estado de "normalidad" donde se recuperan los niveles de actividad de los distintos sistemas implicados.

Es por ello que el P.N.I.E. considera que la enfermedad se genera cuando existe un desajuste en la comunicación entre los sistemas, y no se producen estos cambios continuos de adaptación para con las demandas de cada momento, como en el caso del estrés.

Existen numerosas situaciones a lo largo del día que requieren de máxima atención, en la que se tiene que dar la mejor respuesta posible, ya sea por la premura o por tener que atender a varios requerimientos a la vez, estas demandas producen estrés.

El estrés mantenido a medio o largo plazo puede ser nocivo para la salud, es lo que se denomina como distres, pero también existe el estrés "bueno", es decir, aquel que durante un corto espacio de tiempo potencia las capacidades y hace dar respuestas más acertadas en las actividades que se deben desempeñar, a éste segundo tipo de estrés se denomina eustrés.

El que sea "bueno" o "malo", depende tanto de la valoración psicológica de los acontecimientos y situaciones estresantes como de que estas se mantengan durante un cierto tiempo. Así, una situación valorada como desafiante, pero atractiva como forma de superarse o de "lucirse", motiva a dar lo mejor de uno mismo, obteniendo éxitos que de otra forma no se alcanzarían; pero si esa situación se mantiene en el tiempo, se produce el agotamiento de los recursos que explicaba Selye en su Sistema General de Adaptación, y con ello dejaría de ser motivador convirtiéndose en algo "insufrible", dando el éxito paso a la enfermedad.

Además, el estrés por sí solo puede ser fuente de enfermedades psicológicas, como en el caso de los trastornos de ansiedad, los cuales son un conjunto de trastornos cuya característica principal son niveles elevados de ansiedad y miedo.

Según el D.S.M.-V (siglas en inglés de Manual de Diagnóstico y Estadístico de los Trastornos Mentales, actualmente en su versión quinta) dentro de ésta categoría se tendría, el trastorno de angustia, con y sin agorafobia (miedo a lugares de los que no se puede escapar), fobia social y específica, trastorno obsesivo-compulsivo, trastorno por estrés agudo o postraumático, trastorno por ansiedad generalizada o inducido por sustancias.

Como ejemplo del efecto de una situación del estrés, destaca el trastorno por estrés postraumático, se denomina a éste como un tipo específico de trastorno de ansiedad y se produce cuando una persona se ha visto implicada de forma directa o indirecta en un acontecimiento muy estresante, con amenaza para su integridad; es en estos casos donde se produce un "trauma", entendido éste como un acontecimiento que la persona es incapaz de asumir.

Esto va a provocar una serie de síntomas, el más importante de ellos es el revivir aquellos acontecimientos de forma esporádica o en sueños, lo que provoca irritabilidad, insomnio, dificultad para concentrarse; igualmente se presenta un intento de olvidar o negar la situación desencadenante, ya sea evitando hablar de ello o sufriendo amnesias parciales.

Se ha podido constatar que, en estos pacientes, existe una alteración en el eje H.H.A. (Hipotálamo Hipófisis Adrenal), donde se ha observado una hipersecreción del C.R.H. (Hormona Liberadora de Corticotropina) por parte de la hipófisis, generando mayores niveles de cortisol en el organismo, que una persona no afectada por éste trastorno.

El estrés es fuente de motivación a corto plazo, pero su permanencia a medio y largo plazo pueden provocar daños generalizados en el organismo, debido al mantenimiento en el tiempo de la activación en los distintos sistemas implicados en el H.H.A., estimulados algunos e inhibidos otros por el sistema simpático; pero también porque dicha situación va a influir también en los relojes internos, con lo que se verían afectadas además, funciones tan importantes como la frecuencia cardíaca, el sueño o incluso la tasa de regeneración celular, lo que podría desencadenar una mayor tendencia a padecer cáncer.

Además, el sistema inmune, que protege al organismo de infecciones externas e internas, es muy sensible a los procesos de estrés; cuando éste se genera, el organismo va a experimentar una inmunodepresión, reduciendo el consumo de estas funciones al mínimo, pero si se mantiene, se daña el sistema.

Los primeros síntomas de que el sistema inmune no está funcionando correctamente, se pueden observar ante la aparición de síntomas como psoriasis o lupus; pero si no se pone remedio y la situación estresante continúa, no sólo se va a producir una ralentización de los procesos de cicatrización y de recuperación de las heridas que pudiese tener, sino que se deja la "puerta abierta" a todo tipo de infecciones, además de producirse un empeoramiento de los síntomas de las enfermedades autoinmunes.

El eje H.H.A. va a dar la medida de cómo funciona el organismo, si éste funciona correctamente, es decir, si se produce una activación puntual ante situaciones de estrés, una va a poder dar la respuesta adecuada al momento, ya sea de escape o de afrontamiento; mientras que, si ésta se mantiene en el tiempo, debido a que el estresor sigue presente, se van a empezar a producir fallos en el proceso normal, y con ello se incrementa la probabilidad de sufrir enfermedades psicosomáticas.

Una vez conocido sobre el estrés y su relación con la salud hay que indicar que también juega un papel destacado en cuanto al avance del cáncer, al menos así se desprende de las conclusiones extraídas de un estudio realizado en la Universidad Estatal de Ohio (EE.UU.) publicado en el Journal of Clinical Investigation, donde se muestra cómo el estrés es capaz de modificar la genética y las consecuencias que ello puede acarrear sobre la salud.

El estudio observa a pacientes oncológicos que padecen cáncer de mama para analizar su evolución en función de un determinado marcador genético denominado AFT3.

Las conclusiones a las que llega permite explicar cómo se produce la metástasis del cáncer de mama, debido a elevados niveles de estrés, los cuales van a activar el gen AFT3, lo que va a reducir las defensas del sistema inmune, permitiendo con ello la libre proliferación de las células dañinas.

El estudio demuestra el mecanismo por el cual el estrés crónico va a alterar el normal desempeño del sistema inmune mediante la activación del gen AFT3.

Igualmente, y siguiendo con el cáncer de mama, una investigación llevada a cabo desde la Universidad Tecnológica de Southwestern (EE.UU.) cuyos resultados han sido publicados en la revista científica Cell Reports, ha relacionado la actividad de las glándulas suprarrenales con la posibilidad de padecer cáncer de mama.

Si hasta ahora se conocía la relación existente con los niveles elevados de estrógenos, éste estudio afirma que el aumento en la producción de colesterol estimula el cáncer de mama, debido a un metabolito del colesterol llamado 27HC.

Esta investigación abre nuevas vías de intervención, explicando en parte la escasa eficacia de los tratamientos endocrinos aplicados en el caso del cáncer de mama hasta el momento.

Aunque el descubrimiento trata únicamente de las implicaciones farmacológicas, es evidente que el colesterol se produce en situaciones de estrés, por lo que complementario a dichos tratamientos sería conveniente realizar el oportuno entrenamiento en técnicas de control y manejo del estrés, para reducir los niveles de colesterol y con ello la posibilidad de padecer cáncer de mama, y en caso de estar padeciéndolo, enlentecer su desarrollo y extensión.

Hasta ahora se ha comentado sobre el papel del estrés en el origen y evolución del cáncer, pero ¿Tienen las emociones algún papel en la cura del cáncer?

Esto es lo que se ha tratado de averiguarse con una investigación realizada desde el Departamento de Ciencias Humanas y Sociales, junto con el Departamento de Economía, Empresariales y Ciencias Ambientales; la División de Matemáticas y Estadística, y el Departamento de Ciencias Jurídicas e Historia Institucional, Universidad de Messina (Italia) cuyos resultados se han publicado en la revista científica Procedia - Social and Behavioral Sciences.

En el estudio participaron ciento setenta y cinco pacientes de cáncer, de los cuales ciento cuarenta y una eran mujeres, todos ellos recibiendo quimioterapia como tratamiento del mismo. El 46% sufría cáncer de mama, el 30% cáncer colorrectal y el 24% cáncer no especificado.

Se empleó un cuestionario estandarizado para evaluar las metacogniciones, es decir, los pensamientos e ideas que son determinantes para el nivel de estrés; si se tiene una idea correcta del tratamiento y sus consecuencias, el nivel de estrés es menor, que si no se tiene; evaluado a través del M.C.Q.-30 (Metacognitions Questionnaire) adaptado al italiano; además se empleó una escala de autoevaluación estandarizada, el Hospital Anxiety and Depression Scale, para evaluar tanto el nivel de estrés como de depresión de los pacientes.

Los resultados muestran una relación negativa significativa entre las metacogniciones y los niveles de estrés y depresión, estos son, a menor claridad con respecto a la información del tratamiento y sus consecuencias, mayores niveles de estrés y depresión.

Tal y como sugieren los autores del estudio, con estos resultados parece claro que se ha de dar un papel primordial a los aspectos psicológicos, a la hora de afrontar el tratamiento del cáncer, para facilitar así una mayor eficacia del mismo.

Una de las limitaciones del estudio, es que únicamente se recogió información a través de la autoevaluación, donde la persona opina sobre sí misma, medida que podrían ser complementadas para aumentar su validez, por ejemplo, al incluir las evaluaciones de la percepción por parte de familiares o de los profesionales de la salud que le atienden.

Aunque los datos no tienen por qué cambiar, en el análisis podrían haberse separado los resultados en función del tipo de cáncer que se padece, o a través del género del paciente, información que no ha sido tenida en cuenta.

Igualmente, el estudio no plantea el tipo de intervención a realizar, ni tampoco lo evalúa, luego es necesario nueva investigación al respecto para conocer cómo mejorar el tratamiento en pacientes oncológicos, a través de la intervención en los aspectos psicológicos de la persona.

A la vista de los resultados, se esperaría que, en cada unidad de tratamiento del cáncer, ya sea mediante quimioterapia o a través de otro medio, estuviese presente un psicólogo que diese apoyo y resolviese las dudas de las personas y sus familiares.

Al respecto se ha avanzado mucho desde los hospitales y centros de salud, al incorporar a psicooncólogos, los cuales son psicólogos especializados en el tratamiento de este tipo de pacientes, debido a que resultados como los anteriores han ido haciendo cada vez más necesaria su presencia.

Tal y como se ha comentado, desde la perspectiva de la medicina psicosomática, se concibe a la persona como un ser global, cuyos sistemas están interrelacionados, y donde se requiere de una intervención desde distintas áreas para reforzar y mejorar la salud, como en este caso, interviniendo sobre el estrés para facilitar así la cura del cáncer.

CAPÍTULO 4. EL CÁNCER Y SU RELACIÓN CON LA PSICOLOGÍA

Una vez visto los antecedentes sobre el cáncer, y cómo se está luchando para combatirlo sería bueno conocer ¿Hasta qué punto interfieren los problemas psicológicos en el tratamiento del cáncer?

El cáncer es una enfermedad con graves consecuencias para la salud física y emocional de la persona. Según el tipo de cáncer, su extensión o el lugar donde esté localizado este va a tener un mejor o peor pronóstico.

En caso de que se pueda intervenir, según las características anteriores el especialista optará por la cirugía, la radioterapia o la quimioterapia, siendo esta última una técnica agresiva que busca detener el avance de la enfermedad a la vez que ataca a las células cancerígenas.

Aunque actualmente se ha avanzado sobre la quimioterapia todavía tiene muchos efectos secundarios negativos sobre la salud física y mental de la persona, pero ¿Hasta qué punto interfieren los problemas psicológicos en el tratamiento del cáncer?

Esto es lo que se ha tratado de responder con una investigación realizada desde el Departamento de Psiquiatría, Unidad Psico-oncológica, Hospital Central de la Universidad de Coimbra (Portugal) cuyos resultados han sido publicados en la revista científica Advances in Pharmacoepidemiology & Drug Safety.

En el estudio participaron ciento diez pacientes oncológicos que estaban recibiendo quimioterapia con edades comprendidas entre los 23 a 82 años, de los cuales el 40,9% eran mujeres.

Para evaluar la incidencia del aspecto psiquiátrico se tuvo en cuenta la medicación recibida al respecto, ya fuesen ansiolíticos como las benzodiacepinas, antidepresivos o antipsicóticos.

Los resultados muestran que el 51,8% de los pacientes oncológicos que reciben quimioterapia además están siendo medicados por problemas psicológicos.

De ellos el 90,5% reciben tratamiento asociado con los trastornos de ansiedad; el 59,6% asociado al trastorno de depresión mayor y el 8,2% a trastornos psicóticos.

Por tanto, los problemas psicológicos, además de interferir en la calidad de vida del paciente, lo pueden hacer en la eficacia del tratamiento contra el cáncer tal y como señalan los autores.

A pesar de que el estudio recoge el número de casos según el tipo de cáncer, esta información no se usa para separar los resultados anteriores, por lo que no se puede saber si un tipo específico de cáncer, por ejemplo, el cáncer de mama acarrea más problemas psicológicos o no.

Igualmente, el estudio recoge información sobre el tipo de psicotrópico recibido, pero no así sobre el diagnóstico que ha conducido a dicho tratamiento.

Aún y con las limitaciones anteriores hay que resaltar la importancia de la interacción entre los medicamentos a la hora de afrontar el tratamiento del cáncer, y de cómo los psicotrópicos pueden influir en la eficacia del mismo.

Tal y como indican los autores del estudio, conocer el porcentaje de psicotrópicos empleados en el tratamiento de la quimioterapia es un primer paso para diseñar terapias que tengan en cuenta esto y con ello reducir los efectos de interferencia que puedan provocar los psicotrópicos.

Pero lo psicológico no sólo va a influir en cuanto al estrés, comentado en el capítulo anterior, o debido a los tratamientos psicofarmacológicos como se acaba de ver, ya que también puede interferir en la calidad de vida del paciente, y con ello en su posible recuperación

Uno de los aspectos más importantes en cuanto al aspecto psicológico tanto del paciente con cáncer, como de sus familiares es la vivencia emocional de este acontecimiento.

Desde que se descubrió la interdependencia del sistema P.N.I.E., comentado con anterioridad, la relación entre la salud física y la mental dejó de estar en discusión, sabiéndose que cuando uno sufre un mal físico, va a tener un efecto directo sobre su estado de ánimo, y éste sobre el resto de los ámbitos de la persona, incluida su forma de relacionarse consigo mismo y con los demás.

Si ese mal es una enfermedad crónica, como el cáncer, esto va a favorecer la aparición de sintomatología depresiva, y cuando aparecen los síntomas de la depresión la situación empeora, ya que los efectos que estos tienen sobre la salud son importantes, al reducir la calidad de vida de la persona, con una disminución del estado de ánimo, pero también del sistema inmunitario evitando con ello luchar contra la enfermedad, lo que conduce al paciente en un círculo vicioso.

Cuanto peor se está físicamente, peor se siente psicológicamente, y cuantos más síntomas depresivos y más graves son, su cuerpo va a responder peor a la enfermedad y por tanto en vez de facilitar la recuperación va a perjudicarla.

Las consecuencias de este círculo vicioso es un agravamiento de la sintomatología física, empeorando la calidad de vida de la persona, haciendo que sea menos tolerante a lo que le sucede y con ello que tenga un peor pronóstico, en comparación con otra persona que no tenga asociada a la enfermedad estos síntomas depresivos. De ahí la importancia de detectar los primeros síntomas de la depresión, para poder tratarlos y que no avancen.

Una de las dificultades al respecto es precisamente en cuanto al tratamiento, ya que en ocasiones la intervención farmacológica para reducir la sintomatología depresiva es incompatible con el tratamiento que se está recibiendo para combatir la enfermedad crónica, por lo que habrá que priorizar en el tratamiento, sabiendo de la interdependencia entre ambos, pero ¿Cuántas personas que sufren una enfermedad crónica tienen depresión?

Esto es precisamente lo que se ha tratado de dar respuesta con una investigación realizada desde el Colegio Universitario Al Farabi, la Universidad de Jordania, la Universidad del Rey Saud y el Centro de Cáncer del Rey Hussein (Jordania) cuyos resultados han sido publicados en la revista científica Psychology.

En el estudio participaron ochocientos seis pacientes, de los cuales el 45% eran mujeres, todos ellos venían padeciendo una enfermedad crónica como mínimo desde los 6 últimos meses, ya fuesen estas una diabetes tipo II, artritis reumatoide, enfermedades cardiovasculares, cáncer o enfermedades pulmonares.

Se excluyeron del estudio quienes ya tenían historial de problemas de salud mental previos, para que los resultados pudiesen relacionarse directamente con la enfermedad crónica.

Se emplearon seis cuestionarios previamente traducidos al árabe, el Multidimensional Scale of Perceived Social Support para analizar la percepción de apoyo social de los pacientes; el B.D.I.-II (Beck Depression Inventory-II) para evaluar la presencia de síntomas depresivos; el P.S.M. (Psychological Stress Measure) para evaluar los niveles de ansiedad mediante; el C.O.P.E. Inventory para evaluar el manejo del estrés; el L.O.T.-R. (Life Orientation Test) para los niveles de optimismo y el Satisfaction with Life Scale para los niveles de satisfacción con su vida.

Los resultados indican que la mitad de los pacientes con enfermedades crónicas muestran síntomas depresivos, de ellos el 27% son leves y el 31% moderados.

Igualmente, estos pacientes muestran bajos niveles de optimismo en la mitad de los casos, con una habilidad moderada para el manejo del estrés, a pesar de lo cual cuentan con niveles elevados de satisfacción con su vida, niveles moderados de estrés, y bajos niveles de percepción de apoyo social.

Hay que recordar que estos resultados han sido obtenidos mediante cuestionarios contestados por los propios pacientes, de ahí que algunos resultados sean "mejores" de lo que cabría esperar como con la satisfacción de la vida o los niveles de estrés.

Una de las limitaciones del estudio es precisamente la población objeto de estudio, es decir, únicamente se tuvieron en cuenta los pacientes de una población muy concreta como eran los habitantes de Jordania, un pueblo con una cultura, religión e idiosincrasia muy particular, lo que hace que se precise de nueva investigación al respecto para poder comprobar si los resultados se mantienen en otras poblaciones.

Igualmente, el haber reunido dentro del mismo grupo a pacientes con diagnósticos de enfermedades graves tan dispares, y con tan diverso pronóstico, como el de diabetes junto con el de cáncer, puede haber afectado a los resultados.

Sería mejor escoger un único grupo de enfermos crónicos y observar el número de ellos que padecen síntomas depresivos, ya que la información obtenida al respecto tendría mayor validez ecológica.

A pesar de lo cual, y tal y como informa el estudio, la relación entre padecer cáncer o cualquier otra enfermedad crónica va a ir acompañada por síntomas depresivos en más de la mitad de los casos (58%), lo que hace que se deba de replantear la forma de afrontar estas enfermedades, debido a que en estos casos el paciente está padeciendo dos, una física, el cáncer y otra psicológica, el trastorno de depresión mayor.

Cada una de las cuales va a presentar una sintomatología diferente, ambas con un coste sobre la calidad de vida y sobre la salud en general, y ambas deben de ser tratadas para evitar su avance.

Esto tendría que hacer reflexionar al personal hospitalario en cuanto a la necesidad de una supervisión psicológica de los pacientes de cáncer, para que cuando se detectasen los primeros síntomas de depresión, se pudiese intervenir para que no se convierta en un problema añadido a la enfermedad.

El papel de la psicología va mucho más allá de constatar los problemas mentales asociados, además se encarga de analizar las distintas variables implicadas en el padecimiento del cáncer, buscando con ello mantener la calidad de vida del paciente.

Empezando desde el momento del diagnóstico de la enfermedad, a partir de ahí son muchos son los cambios a los que va a tenerse que enfrentar el paciente.

En el caso de las mujeres el cáncer de pecho es el más frecuente, lo cual va a tener un efecto trascendente sobre la autoimagen, a lo que en ocasiones se le va a unir la pérdida de pelo, debido a la quimioterapia, siendo la queja más frecuente de estas pacientes la fatiga, ya que afecta entre el 40% al 91% de los casos.

Fatiga que les produce el seguimiento del tratamiento, mostrándose de forma excesiva, no justificada con la actividad realizada durante el día; además esta fatiga se ha visto que afecta negativamente a la recuperación de la enfermedad, pero ¿Se puede mejorar la calidad de vida de las pacientes con cáncer de mama interviniendo sobre la fatiga?

Esto es precisamente lo que ha tratado de averiguarse con una investigación realizada desde el Departamento de Enfermería; y el Centro de Salud Reproductiva, Universidad de Ciencias Médicas Urmia (Irán) cuyos resultados se han publicado en la revista científica Asian Pacific Journal of Cancer Prevention.

En el estudio participaron ciento treinta y cinco mujeres diagnosticadas con cáncer de pecho, las cuales se dividieron en dos grupos, la mitad de ellas recibiría una intervención terapéutica encaminada a mejorar la calidad de vida del paciente, y las restantes conformarían el grupo control.

Todas tuvieron que rellenar un cuestionario para evaluar la salud general a través del G.H.Q.-28 (General Health Questionnaire), igualmente se evaluó el nivel de fatiga a través del C.F.S. (Cancer Fatigue Scale), y por último para evaluar el estilo de vida se empleó el Health-Promoting Lifestyle Profile II. Se volvieron a realizar las pruebas anteriores tras ocho semanas para comprobar si los efectos se mantenían en el tiempo.

La intervención consistió en grupos de discusión durante cinco semanas a razón de 90 minutos por sesión, en donde se les informaba sobre la fatiga asociada al tratamiento oncológico, las causas y cómo "ahorrar energías", igualmente se las ayudaba a desarrollar habilidades en este aspecto y a incorporar rutinas en su día a día para reducir la fatiga, prestando especial atención a los tiempos de actividad y descanso, así como al sueño.

Los resultados muestran una reducción significativa del cansancio de las participantes que recibieron esta intervención frente a las que no lo recibieron, efectos que se mantuvieron incluso pasadas ocho semanas de la intervención.

Observándose una mejoría en los aspectos emocionales asociados a la fatiga, es decir, reduciendo el malestar que le provocaba sentirse fatigada; frente a los aspectos cognitivos, saber por qué se produce la fatiga, en donde los efectos positivos fueron menores.

Entre las limitaciones del estudio se encuentra la falta de información en cuanto a la edad de las pacientes, igualmente hay que tener en cuenta las características propias de la población iraní, por lo que para alcanzar conclusiones en otras poblaciones, se requiere de nueva investigación al respecto.

A pesar de lo anterior, el resultado muestra la importancia de la incorporación de seminarios dirigidos a esta población sensible, debido a sus efectos beneficiosos sobre la fatiga, lo que se traduce en un incremento de la calidad de vida, sabiendo que sus beneficios se mantienen en el tiempo, por todo lo anterior sería adecuado tenerlo en cuenta para incorporarlo dentro de los programas de seguimiento que ofrecen los centros de salud.

CAPÍTULO 5. LA LABOR DEL PSICOONCÓLOGO

Como se ha comentado hasta el momento, el cáncer es una realidad cada vez más frecuente, si nos fijamos en los resultados ofrecidos por Google, sobre las tendencias de búsqueda de la temática de la enfermeda de cáncer, en sus distintas acepciones alrededor del mundo desde el 2004 hasta el 2017, se puede comprobar que el primer país más preocupado sobre ello es Japón, seguido de Puerto Rico y el Líbano; quedando Estados Unidos en la posición sexta, y ocupando España la posición treinta y seis de los sesenta y nueve países que componen el resultado de Google, siendo la última posición ocupada por Rusia.

Esto no refleja el número de casos de cáncer en función del país, si no las veces que este término ha sido buscado, esto es, puede haber un país en donde se dan pocos casos de cáncer pero la población está muy sensibilidad, con lo que tendrá muchas búsquedas en Google al respecto.

O al revés, una población en donde existe una alta incidencia de cáncer y en cambio exista una escasa conciencia de este problema, y casi no se produzcan búsqueda sobre ello.

Señalar que de forma global se ha producido una caída del uso de dicho término entre el 2007 al 2012, recuperándose hasta nuestros los niveles de búsquedas que se realizaban en el 2004.

Como vemos existe una creciente preocupación y de ahí las búsquedas en Google sobre un problema de salud, el de la enfermedad de cáncer, que requiere contar con profesionales cualificados desde el ámbito de la psicología, donde se se han realizado grandes avances en la determinación de factores de personalidad y hábitos de vida que inciden en una mayor predisposición a padecer cáncer.

Pero la aportación de la psicología no queda ahí, pues también juega un papel importante cuando el cáncer ha aparecido, a esta rama de intervención se denomina psicooncología.

Los especialistas en esta reciente área de trabajo tienen que tratar tanto a los pacientes oncológicos como a sus familiares, tratando de proporcionar herramientas con las que afrontar una enfermedad que en muchos casos pone en riesgo la continuidad de la vida.

Cuatro son las principales funciones del psicooncólogo:

- Apoyo al tratamiento de la enfermedad.
- En entrenamiento en habilidades precisas para afrontar la enfermedad.
- Ayudar a conservar o mejorar la calidad de vida del paciente.
- Detección y tratamiento de reacciones de estrés en pacientes y familiares.

Una tarea que incluye formación que puede ser administrada en sesiones de grupo con otros pacientes, o familiares o de forma individual.

La labor del psicooncólogo es cada vez más conocida, es por ello que recientes investigaciones encuentran que entre el 25 al 40% demandan sus servicios, pero ¿Cuáles son las necesidades de ayuda psicológica de un paciente oncológico?

Esto es lo que ha tratado de responderse con una investigación realizada conjuntamente por el Departamento de Medicina Interna y Cardiología, Hospital Universitario de Enseñanza, Universidad Privada del Principado de Liechtenstein, y el Instituto Vorarlberg de Investigación y Tratamiento Vascular, (Austria) cuyos resultados han sido publicados en el 2017 en la revista Nursing and Health.

En el estudio participaron ciento cuarenta y nueve adultos, con edades comprendidas entre los cuarenta y ocho, y setenta y seis años, de los cuales el 68% eran mujeres.

Todos pacientes oncológicos, de los cuales el 21,85% sufrían tumores gastrointestinales; el 21,6% cáncer de mama y los restantes otros tumores.

A todos ellos se les administró un cuestionario estandarizado para detectar las necesidades de apoyo psicológico y social en pacientes oncológicos denominado (H.S.I.) Hornheider Questionnaire.

Separando los datos entre aquellos que tenían más o menos de 65 años, se encontraron diferencias significativas, requiriendo de más ayuda psicológica y social los menores de 65 años.

Los resultados no muestran diferencias significativas en cuanto a las necesidades de pacientes oncológicos en función del género; aunque si se separa el estudio en función del tipo de cáncer que se padece, con un 45% de las ocasiones las mujeres demandan ayuda psicológica ante el cáncer de mama, y mientras que los hombres lo hacen en un 33,8% ante tumores gastrointestinales y 44,1% ante las que se producen en las células y componentes de la sangre (Hemato-Oncología) significativamente más que las mujeres ante los mismos problemas (9,9% y 21% respectivamente).

Entre las limitaciones del estudio está que no se han especificado nada más que tres tipos de padecimientos oncológicos, perteneciendo casi la mitad de los casos a cánceres no identificados.

Igualmente, la muestra empleada es de un reducido tamaño para tantos tipos de pacientes como se analizan.

A pesar de lo anterior el estudio destaca por resaltar la necesidad de aproximar la psicooncología a los pacientes según su edad, género y tipo de cáncer que sufre.

Con ello se espera alcanzar mayores cuotas de éxito en la intervención psicológica manteniendo y mejorando la calidad de vida de los pacientes, a la vez que se les ayuda a afrontar esta situación.

Queda todavía por conocer por qué el resto de personas que padecen cáncer no solicitan ayuda, pues puede ser por desconocimiento de este servicio o de la función del mismo, aspecto que deberá tenerse en cuenta desde las propias instituciones médicas que deriven a sus pacientes para que reciban la atención psicológica oportuna.

Mucho se ha investigado y avanzado en los últimos años sobre el tratamiento del cáncer, pero ¿Cuál es el papel de lo psicológico en el padecimiento del cáncer?

Esto es lo que ha tratado de averiguarse desde el Departamento de Bioquímica, Universidad de Costa Rica junto con el Hospital Nacional Psiquiátrico (Costa Rica) cuyos resultados se han publicado en la revista científica Revista Médica de la Universidad de Costa Rica.

En este caso se trata de una investigación bibliográfica donde se han analizado todos los artículos científicos publicados entre el año 2000 a 2015 en las bases de datos Pubmed y Medline, que contuviese alguno de los términos: Cáncer, Psiquiatría, Psicología, Oncología Médica, Neuropsiquiatría, Depresión, Estrés, Psicoterapia y Psiconeuroinmunología.

Los resultados muestran que padecer cáncer suele ir acompañado en ocasiones de apatía, depresión, ansiedad, psicosis, insomnio, agitación o enlentecimiento motor.

Esta sintomatología puede provenir tanto de la propia evolución de la enfermedad, como de los tratamientos empleados para combatirlo; e incluso por el mero hecho de padecer cáncer, lo que genera altos niveles de ansiedad, ante la incertidumbre sobre su evolución, o el miedo a la muerte entre otros.

Entre las intervenciones psicoterapéuticas más empleadas en este ámbito son:

- La terapia narrativa combinado con mindfulness, mediante la lectura de historias que faciliten la aceptación de la situación, del aquí y del ahora, trabajando la metacognición, orientada a reducir el estrés y la ansiedad promoviendo la adhesión al tratamiento

- La terapia C.A.L.M. (en inglés Managing Cancer and Living Meaningfuly), dirigida a pacientes con cáncer avanzado, orientada al control del estrés y a mejorar el bienestar personal.

- la terapia de Dignidad, orientada a dejar constancia sobre sueños, memorias y lecciones aprendidas en la vida para transmitirlo como testimonio a sus seres queridos.

- la terapia familiar, orientada a trabajar emociones de esperanza y desesperanza.

Indicándose que no existe relación directa entre la intervención psicoterapéutica y un incremento en la supervivencia del paciente.

De ahí que siga empleándose una combinación de farmacoterapia y psicoterapia.

Entre las limitaciones del estudio es que se trata de una revisión de información no generando datos nuevos al respecto, igualmente no realiza distinción en función del género, la edad o cualquier otra información de tipo personal.

A pesar de lo anterior, el conocimiento en esta área es importante, así el autor señala cómo en el caso de la depresión, existe un infradiagnóstico, debido a que en ocasiones no se sabe diferenciar si se trata de una tristeza "normal" ante la enfermedad, si es algo secundario a la misma o cursa de forma paralela.

Igualmente comentar sobre la falta de relación constatada entre la eficacia de la psicoterapia y la supervivencia del paciente, ya que este tratamiento no busca curar a la persona, sino ayudarla a sobrellevar la enfermedad, aumentando la calidad de vida del mismo y reduciendo sus niveles de ansiedad.

Desde distintas sociedades científicas y asociaciones de familiares de pacientes de cáncer se trabaja por la concienciación sobre la enfermedad, pero todavía falta que se establezcan planes preventivos tal y como se hace ante otras patologías.

Como se ha comentado con anterioridad el cáncer de mama es el más frecuente entre las mujeres y quizás en donde existe una mayor conciencia social sobre la necesidad de realizarse periódicamente revisiones como método preventivo.

Si bien actualmente se detecta antes, gracias a los avances en cuanto a técnicas de diagnóstico, e igualmente el índice de supervivencia es muy elevado con respecto a unas décadas atrás, a pesar de ello, recibir la noticia sobre que se tiene un quiste y que hasta que no se haga la autopsia no se sabrá si es benigno o no, es una situación que desencadena toda una cascada de emociones asociado a la incertidumbre, pero sobre todo a las consecuencias futuras sobre su salud e incluso sobre su estética.

La autoestima está ligada a la imagen personal de uno mismo, que a su vez se asocia a cómo se cree que los demás le ven a uno, pues bien, todo ello se ve puesto en peligro por la existencia de un bulto en el pecho que necesita ser analizado en profundidad.

Cuando se requiere intervención quirúrgica para la extirpación del tumor, se suele incrementar el nivel de ansiedad y el temor de las pacientes, sobre todo si eso supone perder el pecho.

Todo un proceso de sufrimiento psicológico que, en algunos casos, sobrelleva sola la paciente, para no preocupar a sus familiares y amigos, pero ¿Qué papel juega el psicólogo ante el cáncer de pecho?

Esto es lo que se ha tratado de averiguar desde la Clínica Universitaria San Lucas junto con la Universidad Católica de Louvain (Bélgica) cuyos resultados han sido publicados en la revista científica Open Journal of Medical Psychology.

En el estudio participaron ciento cuatro mujeres, todas ellas diagnosticadas con cáncer de mama a las cuales se les tuvo que intervenir quirúrgicamente.

Una vez transcurrido un año desde la intervención se las realizó una entrevista sobre la necesidad que han tenido de emplear un servicio psicológico y la satisfacción con el mismo.

Tres cuartas partes de las pacientes, habían acudido a este servicio, mostrando altos niveles de satisfacción próximos al 60%, tal es así, que incluso un poco más de la cuarta parte seguían acudiendo a consulta. Siendo este servicio significativamente más requerido entre las pacientes menores de 60 años.

Los resultados constatan la necesidad de la intervención psicológica durante todo el proceso, desde la detección del cáncer hasta su extirpación e incluso con posterioridad, con lo que la paciente se sienta comprendida, escuchada, pero sobre todo que cuente con una persona especializada que le ayude a sobrellevar la situación.

A pesar de que el número de participantes del estudio no ha sido demasiado grande, los resultados evidencian una demanda por parte de los pacientes que ha de ser cubierta por profesionales especializados en atender estos casos, psicooncólogos que comprendan por lo que están pasando estas pacientes y que proporcionen el apoyo y la comprensión necesaria para estos momentos tan difíciles.

Pero si bien cuando uno piensa en la enfermedad de cáncer femenino lo suele hacer en el de pecho, debido a que es el que tiene una mayor incidencia en la mujer, pero este no es exclusivo de ellas, ya que se ha observado también en hombres.

En cambio el cáncer de útero sí es exclusivo del género femenino, además de tener importantes implicaciones, tanto en cuanto a cambios en la función sexual, reproductiva y hormonal como por sus efectos psicológicos y emocionales en la mujer; además del estrés que provoca las sesiones terapéuticas encaminadas a controlar dicho cáncer, como la radioterapia o la quimioterapia, todo lo cual va en detrimento de la calidad de vida del paciente, pero ¿Cuál es el papel del psicooncólogo en el cáncer femenino?

Esto es lo que ha tratado de responderse con una investigación realizada desde el Centro Médico de Investigación, Universidad de Ciencias Médicas Shaheed Beheshti (Irán) cuyos resultados han sido publicados en la revista científica Journal of Cancer Prevention & Current Research.

En el estudio participaron ciento dos mujeres, con edades comprendidas entre los 41 a 65 años, diagnosticadas con cáncer de útero.

Todas ellas fueron evaluadas mediante el cuestionario estandarizado Quality of Life donde es evaluaba su calidad de vida. Se realizó una evaluación al inicio de la intervención psicológica, tras seis y doce semanas de la misma.

Los resultados descriptivos previos a la intervención muestran que el 81,8% de las pacientes tenían fatiga; el 64,6% síntomas gastrointestinales; el 54,5% neuropatías; y el 45,5% problemas emocionales. Habiendo tenido que cambiar de puesto de trabajo el 83,3%; de dieta el 82,4%; y de forma de vestir el 48% por causa de la enfermedad.

Sobre la actividad sexual esta se redujo de un 83,4% a un 31,3% desde que se recibió el diagnóstico de cáncer de útero, siendo satisfactorio únicamente en un 31,4% de las mismas; con respecto a la psicopatología, el 63% mostraron sintomatología depresiva.

La intervención psicológica iba encaminada a controlar los síntomas asociados al estrés que provoca el padecimiento de este tipo de cáncer, además de ayudar a la paciente a la adhesión al tratamiento.

Los resultados muestran una mejora significativa en la calidad de vida de las pacientes que recibieron terapia, especialmente en cuanto a los aspectos psicológicos frente a los físicos, y sobre todo en cuanto a la fatiga se refiere.

Entre las limitaciones del estudio está que no cuenta con un grupo control, ya que únicamente se ha realizado un análisis antes y después de la intervención psicológica.

Igualmente, y tal y como señalan los autores, los beneficios de la intervención psicooncológica va mucho más allá de lo hallado en este estudio, siendo fundamental para la toma de conciencia del paciente y de sus familiares sobre la enfermedad; tampoco se evaluó cómo afecta al estrés o a la sintomatología depresiva, principales síntomas psicológicos asociados.

A pesar de lo anterior, cabe destacar la importancia de este tipo de intervención debido a los grandes beneficios que proporciona sobre la calidad de vida del paciente, reduciendo los síntomas asociados.

Es por lo que la intervención desde los centros de salud debería contar con personal especializado como es el psicooncólogo que ayude a los pacientes y familiares a conocer y sobrellevar la enfermedad del cáncer cuando aparece.

Complementando la información anterior trascribo la entrevista realizada a Dª Isabel Crespo Peña, Director técnico, Psicólogo Clinico-Sanitario y PsicoOncólogo en OMEGA PSICOLOGIA quien comenta sobre el papel del psicooncólogo.

- ¿Cuál es la principal demanda en consulta en relación a la psicooncología?

La demanda depende sobre todo de si es en un nivel intrahospitalario o a nivel de consulta externa. A nivel hospitalario suelen ser cuestiones relacionadas con la adaptación a la hospitalización o cuestiones relacionadas con problemas de comunicación con el equipo médico tanto del paciente como de la familia. También problemas de adaptación a los tratamientos especialmente a la radioterapia y a la cirugía.

A nivel de consultas externas, las demandas van más relacionadas con la adaptación al diagnóstico inicial de un cáncer y el duelo que produce, o con adaptación a las recidivas del tumor y el miedo que supone. En centros privados como es Omega Psicología, la demanda va generalmente solicitada por la familia que no sabe cómo sobrellevar la enfermedad o con miedos de pacientes concretos como fobias a tratamientos concretos y también miedo a la enfermedad recién diagnosticada.

- ¿Cuál es el perfil de las personas que acuden a consulta en relación a la psicooncología?

No hay un perfil concreto. Es más frecuente que soliciten ayuda personas de cultura media o alta que estén más informados de lo que es un especialista en PsicoOncología, y de edad media, pero también pueden ser personas mayores que vienen con sus hijos o gente joven que guarda un parentesco de primera línea con el enfermo como una hermana o madre, y puede ser con cualquier enfermedad oncológica de las más de 200 que existen, todas ellas muy diferentes en sus síntomas, evoluciones y pronósticos. Lo importante es adaptar el tratamiento psicooncologico a la persona y a sus circunstancias vitales en su padecimiento en el aquí y en el ahora.

- ¿Se debe coordinar la terapia recibida con el médico especialista que atiende al paciente oncológico?

En los hospitales públicos la terapia psicooncologica está dentro de una unidad o servicio médico multidisciplinar como un servicio médico más, ya que la Psicooncología nace de la psiquiatría y es una ciencia también multidisciplinar. No obstante, también hay servicios de psicooncologia en unidades hospitalarias de consultas externas como son las de consejo genético oncológico, o dentro del screening de cáncer de mama en ginecología y otras áreas. Estas últimas se coordinan con las del hospital como interconsultas, si son internas en distintas plantas, y con las consultas externas de centros de especialidades si el paciente viene desde casa.

En centros privados como es Omega, es posible que su médico oncólogo de referencia les haya recomendado buscar apoyo psicológico especializado, y que acudan a nosotros. En estos casos, y en realidad en todos los demás, nosotros nos ocupamos de realizar un seguimiento pormenorizado de todos los informes que traen a consulta con todos los tratamientos previos que han llevado, de hormonoterapia, quimioterapia, y radioterapia etc. para saber qué tipo de intervención psicooncologica debemos realizar y también les damos informes detallados que después llevan también a su oncólogo de referencia y a su hospital sea público o privado.

En los pacientes oncológicos es muy importante el seguimiento de todas sus intervenciones físicas y psíquicas, pues en los últimos tiempos se ha visto la importancia del abordaje integral de la enfermedad oncológica mostrando claros beneficios en el paciente y en su calidad de vida.

- ¿Cómo se mide la eficacia del tratamiento del paciente oncológico?

Hay muchas medidas que nos pueden dar cuenta de la evolución de un paciente oncológico con nuestra intervención. A nivel hospitalario se suelen pasar con más frecuencia herramientas como el H.A.D. para medir la depresión de forma rápida y asequible, también se usan mucho los test de Zarit para cuidadores de primer grado, y los test del dolor, así como los específicos sobre calidad de vida de la E.O.R.T.C., que son europeos y específicos de cada tumor y localización. También se usan mucho los test de orientación y deterioro como los de Lobo, y herramientas para terapias coadyuvantes. Las poblaciones infantiles tienen otro tipo de test que dependen de su edad evolutiva y de su tumor o tipo de intervención médica.

Los hay para la punción de médula ósea, para trasplante de células hematopoyéticas en intervención de médula, para la adaptación o afrontamiento de la enfermedad. En fin, es un mundo muy complejo y hay mucha investigación en psicooncología (también en la evaluación y medición) ya que es una ciencia muy joven con escasos 20 años y compuesta por varias ciencias como la psiquiatría, la oncología médica y radioterápica, la psicología clínica, la ginecología etc.

En centros privados como Omega, cuando pasamos test inicial y retest al final del tratamiento, ya sabemos si la intervención ha sido eficaz y generalmente lo es, ya que conseguimos mayores niveles de adaptación a la enfermedad, mayor espíritu de lucha, mejora de la sintomatología física y psíquica, y mayor nivel de calidad de vida.

- ¿Cuándo finaliza la terapia en pacientes oncológicos?

La finalización de la terapia en hospitales, acaba cuando acaba la relación del equipo médico del paciente, generalmente acaba con el alta de la última revisión del paciente porque ha superado su neoplasia y está en remisión o estadio libre de enfermedad de 5 años o más.

Por desgracia otras veces la relación terapéutica acaba con el exitus del paciente en una unidad U.C.P.A. de cuidados paliativos hospitalarios o en equipo domiciliario si el paciente elige morir en casa.

Hay un pequeño porcentaje que reniega de la ayuda del psicooncólogo, aunque su médico de familia u oncólogo de referencia se lo recomiende, y otro pequeño porcentaje que tiene lo que llamamos "muerte estadística" cuando desaparece de las consultas sin avisar al terapeuta, por cansancio, dejadez, depresión o síndrome de desmoralización, pero esto por suerte no es lo más frecuente.

Generalmente el paciente está muy agradecido del tipo de intervenciones que realizamos con él y manifiesta no saber ni imaginar que existía este tipo de psicólogos especialistas en cáncer.

- ¿Qué técnicas son las más usadas en consulta en pacientes oncológicos?

Lo más usado es la terapia coadyuvante que es específica para estas enfermedades tumorales, aunque es muy variada porque tiene que adaptarse al tipo de enfermedad (que es muy distinta) y al estadío del tumor, y a las variables de personalidad del paciente. Es muy específica.

También usamos mucho, tanto en centros públicos como privados como es Omega, la terapia de duelo complicado o patológico con subtécnicas especiales dentro de ésta como la de la silla vacía.

Son frecuentes también las técnicas para la espiritualidad o de fin de vida orientadas al desapego del paciente con su yo y a ir cerrando cosas que le preocupan y orientadas a conseguir la idea de trascendencia del paciente ya que esta idea suele ser apaciguadora del problema de "dejar de ser", son terapias sobre todo realizadas en pacientes paliativos, y dentro de éstos con los pacientes terminales. Se centran en dar esperanzas breves e intensas a los pacientes en el aquí y en el ahora.

También en pacientes oncológicos con tumores menos avanzados se realizan intervenciones para el síndrome de Damocles y de desmoralización que se basan en técnicas conductistas como la planificación de actividades y como las de relajación.

Y especialmente frecuente en casi todas las enfermedades oncológicas y en casi todos los estadíos, son las técnicas cognitivas como la reestructuración de creencias irracionales y sesgos, la inoculación de estrés para cirugías con amputación y de trasplante de médula ósea, y las técnicas para la reestructuración de la autoimagen en el carcinoma de mama y cánceres de cabeza y cuello, entre un larguísimo elenco de técnicas procedentes del área de la psiquiatría como la intervención en crisis y la hipnosis, técnicas de screening ginecológico para la mentalización de las pacientes en pautas de prevención, técnicas procedentes de la oncología médica como las del consejo genético oncológico orientadas a la información del paciente en mastectomías profilácticas etc. Es todo un universo el de la intervención psiooncologica, igual que lo era el de la evaluación.

- ¿Suelen volver a consulta en los casos que se produce una reaparición del cáncer?

Normalmente si vuelven a consulta cuando tienen una recidiva, bien porque su médico oncólogo se lo recomienda, o bien de motu proprio porque les moviliza el miedo que tienen a la enfermedad debido al síndrome de Damocles.

Aunque es cierto que entre estos pacientes habría que distinguir los que vienen con un peor afrontamiento porque el miedo les bloquea la resolución de problemas (suelen ser pacientes con un afrontamiento más centrado en la emoción) y los que vienen con miedo también pero con un afrontamiento más centrado en el problema, éstos suelen ser más fuertes y con más resiliencia que los anteriores, pues han sabido usar su experiencia oncológica con la enfermedad para fortalecerse y obtener herramientas útiles para luchar contra su cáncer.

Y en esa labor les ayudamos nosotros desde Omega Psicología, tratando de orientar cualquier intervención a que consigan más fortaleza y más recursos psicológicos y habilidades para afrontar su cáncer activamente.

Esto les suele ayudar siempre, independientemente de si su cáncer se resuelve bien o no, ya que tienen la percepción de haber luchado con eficacia en todo momento de su enfermedad y eso, por sí solo, les produce satisfacción, les da entereza y les hace resilientes.

CONCLUSIONES

En este libro se ha tratado de aportar las últimas investigaciones en relación con el papel de la psicología en los pacientes con cáncer.

Una rama novedosa la de la psicooncología que está cada día generando nueva investigación, lo que permite mejorar los protocolos y aumentar la calidad asistencial de los pacientes con cáncer.

Un libro imprescindible para aquellos profesionales relacionados con la salud y para los interesados en ofrecer una mejor atención a las personas con cáncer.

SOBRE JUAN MOISÉS DE LA SERNA

Es Doctor en Psicología, Master en Neurociencias y Biología del Comportamiento, y Especialista en Hipnosis Clínica, reconocido por el International Biographical Center (Cambridge - U.K.) como uno de los cien mejores profesionales de la salud del mundo del 2010. Desarrollando su labor docente en distintas universidades nacionales e internacionales.

Divulgador científico con participación en congresos, jornadas y seminarios; colaborador en diversos periódicos, medios digitales y programas de radio; autor del blog "Cátedra Abierta de Psicología y Neurociencias" y de diecisiete libros sobre diversas temáticas.

Actualmente desarrolla su labor de investigación en el ámbito del Big Data aplicado a la Salud, para lo cual trabaja con datos provenientes de la India, EE.UU. o Canadá entre otros; labor que complementa con la asesoría a Startups tecnológicas orientadas a la Psicología y el Bienestar personal.

www.ingramcontent.com/pod-product-compliance
Lightning Source LLC
Chambersburg PA
CBHW050018230526
45470CB00003B/1021